专项职业能力考核培训教材

中医康复理疗

四川省职业技能鉴定指导中心　组织编写

张鸿宇　主　编

中国劳动社会保障出版社

图书在版编目（CIP）数据

中医康复理疗 / 四川省职业技能鉴定指导中心组织
编写；张鸿宇主编. -- 北京：中国劳动社会保障出版
社，2025. --（专项职业能力考核培训教材）. -- ISBN
978-7-5167-6893-8

Ⅰ. R247.9

中国国家版本馆 CIP 数据核字第 2025K97S97 号

中国劳动社会保障出版社出版发行

（北京市惠新东街 1 号　邮政编码：100029）

*

北京市白帆印务有限公司印刷装订　　　新华书店经销

787 毫米 × 1092 毫米　16 开本　11 印张　198 千字
2025 年 2 月第 1 版　　2025 年 2 月第 1 次印刷

定价：29.00 元

营销中心电话：400-606-6496

出版社网址：https://www.class.com.cn

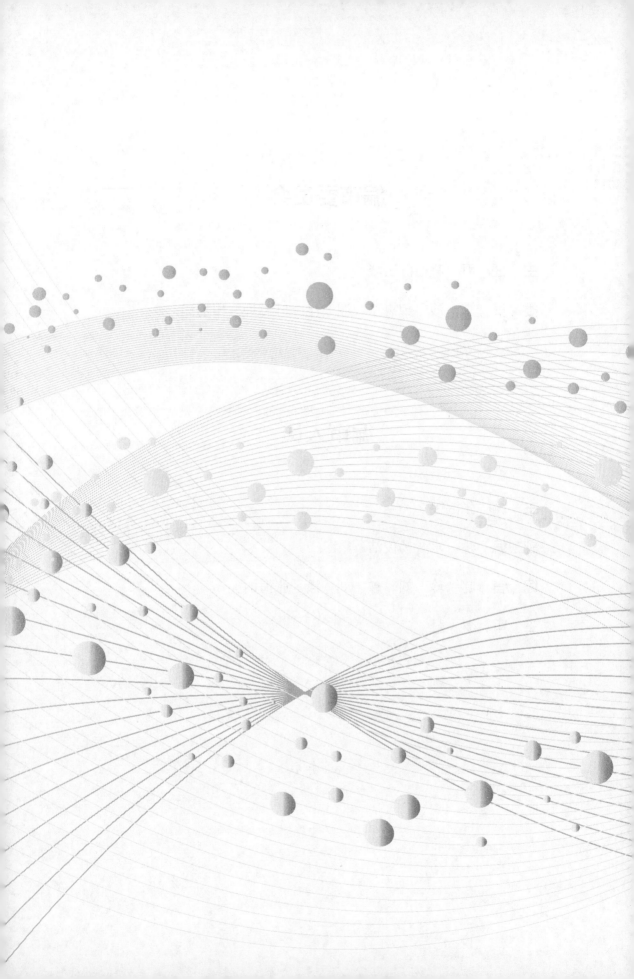

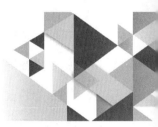

前　言

职业技能培训是全面提升劳动者就业创业能力、促进充分就业、提高就业质量的根本举措，是适应经济发展新常态、培育经济发展新动能、推进供给侧结构性改革的内在要求，对推动大众创业万众创新、推进制造强国建设、推动经济高质量发展具有重要意义。

为了加强职业技能培训，《国务院关于推行终身职业技能培训制度的意见》（国发〔2018〕11号）、《人力资源社会保障部　教育部　发展改革委　财政部关于印发"十四五"职业技能培训规划的通知》（人社部发〔2021〕102号）提出，要完善多元化评价方式，促进评价结果有机衔接，健全以职业资格评价、职业技能等级认定和专项职业能力考核等为主要内容的技能人才评价制度；要鼓励地方紧密结合乡村振兴、特色产业和非物质文化遗产传承项目等，组织开发专项职业能力考核项目。

专项职业能力是可就业的最小技能单元，劳动者经过培训掌握了专项职业能力后，意味着可以胜任相应岗位的工作。专项职业能力考核是对劳动者是否掌握专项职业能力所做出的客观评价，通过考核的人员可获得专项职业能力证书。

为配合专项职业能力考核工作，在人力资源社会保障部教材办公室指导下，四川省职业技能鉴定指导中心组织有关方面的专家编写了专项职业能力考核培训教材。教材严格按照专项职业能力考核规范编写，内容充分反映了专项职业能力考核规范中的核心知识点

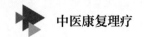

　　与技能点，较好地体现了科学性、适用性、先进性与前瞻性。相关行业和考核培训方面的专家参与了教材的编审工作，保证了教材内容与考核规范、题库的紧密衔接。

　　专项职业能力考核培训教材突出了适应职业技能培训的特色，不但有助于读者通过考核，而且有助于读者真正掌握相关知识与技能。

　　本教材由四川西部人力资源开发中心承担具体编写工作。教材在编写过程中得到了乐山职业技术学院、四川中医药高等专科学校、西南财经大学天府学院、中科华予（北京）健康医学研究院、华予东方（北京）国际教育科技有限公司等单位的大力支持与协助，在此表示衷心感谢。

　　教材编写是一项探索性工作，由于时间紧迫，不足之处在所难免，欢迎各使用单位及读者对教材提出宝贵意见和建议，以便教材修订时补充更正。

目 录

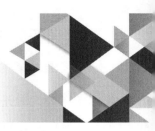

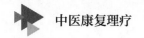
培训任务 5　常见病的中医康复理疗

培训任务 6　中医康复理疗方法的保健运用

培训任务 1

岗位认知与职业道德规范

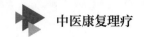

一、中医康复理疗现状及发展前景

中医康复理疗是中医学的重要组成部分，适用于各种疾病后期的恢复，以及运动受伤后的恢复等。

中医康复理疗目前就业面较广，就业机会较多。国家大力发展中医药事业，发布《中共中央　国务院关于促进中医药传承创新发展的意见》《中医药康复服务能力提升工程实施方案（2021—2025年）》等政策文件，鼓励加强中医康复专业人才培养和队伍建设，中医康复理疗发展前景广阔。

二、从业人员礼仪规范

1. 态度和蔼

从业人员应以平和的态度接待受术者，使受术者能以平稳的情绪沟通身体状况。从业人员的态度也会影响受术者在康复理疗过程中的配合度。

2. 规范着装

从业人员应规范着装，注意仪表，并做好自我防护，按规定戴手套、穿白大褂、戴帽子等。应注意操作时不要穿拖鞋和戴首饰，以免在操作过程中摔倒或划伤受术者。

3. 使用规范语言

从业人员在与受术者交流时要使用规范语言，注意文明用语，避免使用过于晦涩的专业术语，以免受术者难以理解。

三、从业人员职业道德规范

道德是一种社会意识形态，是人们共同生活及行为的准则和规范。职业道德是从事一定职业的人在工作过程中所应遵循的与其特定职业活动相适应的行为准则和规范，是道德在职业活动中的具体体现。

为保障受术者权益，维护行业的良好发展，中医康复理疗从业人员应遵守以下职业道德。

1. 遵守医德，以受术者的健康为首要考虑。

2. 尽职尽责，认真对待每一位受术者，不得有任何疏忽或懈怠。

3. 定期参加职业培训，提高职业技能及服务质量。

4. 廉洁自律，不得索取或收受受术者财物。

5. 严格遵守保密原则，不得泄露受术者的个人信息。

6. 不得以任何形式向受术者推销药品或保健品。

7. 对待受术者应热情友好，尊重受术者的权利和尊严。

8. 保持中立，为受术者提供客观的康复理疗建议。

9. 不参与任何非法医疗活动。

培训任务 2

中医基础与诊断

中医基础

一、中医康复理疗的发展

1. 先秦至东汉时期

（1）名医华佗创麻沸散，在外伤康复中行麻醉术，行导引、行气、吐纳等功法。

（2）《神农本草经》提出药物康复。

（3）《伤寒杂病论》提出内治法、外治法康复。

（4）《针灸甲乙经》提出针灸康复。

2. 唐朝至元朝时期

（1）《千金要方》（又称《千金方》）提出饮食调理是养生和疾病康复的重要手段。

（2）宋金元时期，中医康复疗法得到了较为系统的整理与应用。《太平圣惠方》记载了大量用于康复医疗的方剂，《铜人腧穴针灸图经》对针灸康复做出了很大贡献，"金元四大家"对中医康复理疗的发展产生了深刻的影响。

3. 明清时期

明清时期是中医学发展的鼎盛时期，中医学开始分科。中医康复理疗的范围扩展至内、外、妇、儿各科，其理论和方法逐渐成熟，大量的著作问世。

4．近现代时期

为了适应各级康复机构快速发展的需要，国家号召大力培养中医康复技术技能人才。近年来，部分高等中医院校在原有针灸学专业、推拿学专业的基础上，设立了中医养生康复学专业、康复理疗学专业，除了开设中医基础理论课，还开设了与中医康复技能密切相关的针灸学、推拿学、气功学、中医饮食营养学、中医药膳学、中医康复学、中医养生学、现代康复医学等课程，开展多层次的康复医学教育计划，旨在培养中西医结合型康复人才，以满足临床康复的需要。

二、中医康复理疗的特点

1．整体康复

可从以下角度理解中医康复理疗"整体康复"的特点。

（1）人体内部的统一性。中医学认为，人体是以五脏为中心，结合六腑、形体、官窍，构成的"脏、腑、体、窍"统一体。

（2）人与自然环境的相关性。中医学认为，人与自然界息息相关，自然界的运动变化会直接或间接地影响人，使人产生相应的生理或病理反应。

（3）人与社会环境的和谐性。人不仅是生物个体，而且是社会的一员，具备社会属性。

2．辨证康复

辨证康复是指中医康复理疗所采取的疗法是在全面了解受术者病因、病情、发病和理疗过程及机体目前功能状态的基础上确定的。应经过四诊合参，综合了解受术者的整体状况，按照八纲、经络、脏腑、气血辨证的结果，因人、因地、因时制宜制定康复策略和措施。

3．预防为主

康复理疗的运用不局限于功能障碍出现之后，在发病之前或发病过程中就应采取一定措施，以防止功能障碍的出现，或将障碍程度降至最低；已经出现功能障碍后，应积极采取康复理疗措施，预防功能障碍的加重和新的功能障碍的出现。

4．扶正为本

扶正的目的是加强人体正气，提高机体自我调节能力，促使机体战胜病邪（祛邪），使机体恢复到阴阳平衡状态。目前康复理疗多以扶正祛邪为主，关注局部功能障

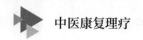

碍的恢复。

5．疏通经络

经络不通会导致气血运行不畅，"不通则痛"。经络理论要求中医康复以保证经络畅通为前提，认为疾病的发生、发展及其康复过程都与经络有关。一旦邪气导致经络气血运行受阻，甚至经络闭阻不通，则病变部位由于失去气血的滋养，会产生诸多疾病，如痿证、痹证、痉证等。因此，疏通经络、调节阴阳平衡、恢复气血的运行，是康复理疗之本。

6．内外结合

内外结合指在辨证的基础上将内治法与外治法相结合，即多种传统康复方法配合使用。由于需要康复的患者多气血亏虚，病情复杂多变，病程较长，需要培补久虚的阴阳气血，因此康复措施并非一朝一夕能奏效。经过几千年的不断发展和完善，中医形成了调、养、治并举的康复措施，"内外相扶"培补元气，调整脏腑功能，促进功能恢复。

三、中医基础理论

1．阴阳学说

（1）阴阳的基本概念。阴阳是自然界的基本规律，是对宇宙中相互关联的某些事物和现象对立双方属性的概括。阴阳最初是指日光向背，向日者为阳，背日者为阴。一般来说，阳代表事物具有动的、活跃的、刚强的属性，如动、活跃、刚强、兴奋、积极、光亮、无形、上升、外露、轻、热、增长等；阴代表事物具有静的、不活跃的、柔和的属性，如静、不活跃、柔和、抑制、消极、晦暗、有形、下降、内在、重、冷、减少等。

事物和现象的阴阳属性并不是绝对的，而是相对的。在一定条件下，阴和阳之间可发生相互转化，即阴可以转化为阳，阳可以转化为阴，如黑夜转化为白昼，春夏转化为秋冬。阴和阳之间存在着相对、依存、消长、转化的关系。

（2）阴阳学说在中医康复理疗中的应用

1）用于说明人体的组织结构。人体上部属阳，下部属阴；外侧属阳，内侧属阴；体表属阳，内脏属阴。就脏腑而言，六腑属阳，五脏属阴。五脏之中，居于上部的心、肺属阳；居于下部的肝、脾、肾属阴。具体到每一脏腑，有阴阳之分，如心有心阴、心阳；肾有肾阴、肾阳等。

2）用于说明人体的生理功能。人体的正常生理活动，是阴阳两个方面保持对立统一关系的结果。如功能属阳，物质属阴，人的生理功能以物质为基础，功能和物质之间就是阴阳对立统一的关系。

3）用于说明人体的病理变化。阴阳学说认为，疾病的发生源于阴阳失调，机体阴阳偏盛偏衰。

4）用于疾病的诊断。《黄帝内经·素问·阴阳应象大论》中提到"善诊者，察色按脉，先别阴阳"。如望诊中色泽鲜明者属阳，晦暗者属阴；闻诊中声音洪亮、呼吸气粗者属阳，声音低小、呼吸无力者属阴；问诊中自觉发热恶热、渴喜冷饮者属阳，畏寒怕冷、不渴或渴喜热饮者属阴；切诊中浮、数、有力之脉属阳，沉、迟、无力之脉属阴。

5）用于疾病的康复理疗。由于阴阳学说认为疾病发生的内在原因在于阴阳失调，因此理疗的根本原则就是调整阴阳，恢复阴阳的相对平衡状态。可根据药物的四气（性）、五味、升降沉浮等划分其阴阳属性。如药物的四气中，温、热属阳，寒、凉属阴；五味中，辛、甘属阳，酸、苦、咸属阴；升降沉浮中，上升发散属阳，下降收敛属阴。康复理疗时可依据药物的阴阳属性来调整机体阴阳偏盛偏衰的状况。

2. 五行学说

（1）五行的基本概念

1）五行的含义。五行指木、火、土、金、水 5 种物质及其运动变化。

2）五行的特性

①木的特性。"木曰曲直"，曲直即指树木的枝条具有生长、柔和、能屈能伸的特性，引申为凡具有生长、升发、条达、舒畅性质或作用的事物均归属于木。

②火的特性。"火曰炎上"，炎上是指火具有温热、升腾、明亮、化物的特性，引申为具有温热、向上的性质或作用的事物均归属于火。

③土的特性。"土爱稼穑"，爱通曰，稼指种植谷物，穑指收获谷物，引申为具有生化、承载、受纳性质或作用的事物均归属于土。

④金的特性。"金曰从革"，从革意指金是通过变革而产生的，金沉重，且常用于杀戮，引申为具有收敛、肃杀、下降、清洁的性质或作用的事物均归属于金。

⑤水的特性。"水曰润下"，润下指水滋润下行的特点，引申为具有寒凉、滋润、下行性质或作用的事物均归属于水。

（2）五行学说的基本内容

1）对事物的五行分类。对事物的五行分类是把自然界千变万化的事物，归纳为木、火、土、金、水 5 类。对人体来说，可以将人体的各种组织和功能归纳为以五脏为中心的 5 个生理、病理系统，以便更好地揭示中医学的整体观念。

2）五行的生克乘侮。五行学说以五行的生克制化来说明事物和现象之间的平衡协调关系，以五行的相乘、相侮来解释事物和现象的失调异常变化。

①五行的生克制化。生克即相生、相克。相生，是指五行之间具有相互促进、助长的作用；相克，是指五行之间具有相互抑制和制约的作用。五行之间相互促进、相互制约，维持平衡协调关系，就是五行的制化。

五行相生的次序是木生火、火生土、土生金、金生水、水生木。在相生的关系中，任何一行都有"生我者"和"我生者"。五行相克的次序是木克土、土克水、水克火、火克金、金克木。在相克的关系中，任何一行都有"克我者"和"我克者"。

②五行的乘侮。乘侮是五行之间正常的生克制化关系遭到破坏以后出现的异常现象。

相乘是指五行中的某一行对被其克制的一行克制太过，超过正常限度的异常相克状态。因而相乘的次序与相克的次序是一致的，即木乘土、土乘水、水乘火、火乘金、金乘木。对于人体，相克是生理现象，相乘是病理现象。

相侮是指五行中的某一行本身太过强盛，使原来克它的一行，不仅不能制约它，反而被它所克制，即反克，又称反侮。

（3）五行学说在中医康复理疗中的应用。五行学说在中医康复理疗中的应用主要是以五行的特性和生克乘侮的规律，具体地分析研究人体脏腑的功能及相互关系，解释人体病理机制，并指导临床诊断和理疗。

3. 藏象学说

（1）藏象的基本概念。"藏象"一词首见于《黄帝内经·素问·六节藏象论》。藏，指隐藏于体内的脏器。象，有两层意思，一是指脏腑的解剖形态，二是指脏腑的生理活动和病理变化表现于外的征象。《类经·藏象类》中对藏象的解释为"象，形象也。藏居于内，形见于外，故曰藏象"。象是藏的外在反映，藏是象的内在本质，两者结合起来就称藏象。

（2）藏象学说的基本内容。藏象学说是研究脏腑的形态结构、生理活动规律、病理变化及其相互关系的学说。

脏腑是人体内脏的总称，按照结构和生理功能特点的不同，脏腑可分为脏、腑、奇恒之腑 3 类。脏，即肝、心、脾、肺、肾，合称为五脏；腑，即胆、胃、小肠、大肠、膀胱、三焦，合称为六腑；奇恒之腑，即脑、髓、骨、脉、胆、女子胞（子宫、卵巢）。五脏多为实质性脏器，其共同特点是化生和储藏精气；六腑多为中空性器官，其共同特点是受盛和传化水谷；奇恒之腑是形态似腑，功能似脏，有储藏精气的作用。

中医学中一个脏腑包含了现代医学中多个脏器或系统；现代医学一个脏器的功能，可能分散在中医学几个脏腑的功能之中，这是要特别注意的。

4. 气、血、津液

（1）气

1）气的概念。中医学认为，气是构成人体和维持人体生命活动的最基本物质，气运行不息而无形，推动和调控着人体的新陈代谢，维系着人体的生命进程，气的运动一旦停止，则意味着生命的终止。

中医学中的气是存在于人体中的具体的气，是在体内不断升降出入运动的精微物质，既是构成人体的基本物质，又对生命活动起着推动和调控作用，与古代哲学中气的概念不同，古代哲学中的气被认为是构成世界万物的本源。

2）气的生成。中医学认为，人体之气，来源于父母的先天精气、饮食中的水谷精气和自然界的清气，通过肺、脾、胃、肾等脏腑的综合作用生成。

3）气的作用。中医学认为，气对人体具有十分重要的生理作用。气对人体的作用主要包括推动作用、防御作用、固摄作用、温煦作用、营养作用。

4）气的分布与分类。人体之气，根据其生成方式、来源、分布部位及功能特点的不同，分为元气、宗气、营气和卫气 4 种。

①元气。元气又名原气、真气，是人体生命活动的原动力，是人体最根本、最重要的气。元气是生命的本始之气，在胚胎中已经形成，是构成人体和维持人体生命活动的原始物质。

②宗气。宗气是积聚于胸中之气。宗气在胸中积聚之处称为膻中，又称上气海。

③营气。营气是行于脉中且富有营养作用的气。相对于卫气，营气属阴，因此又称营阴。营气与血液同行脉中，可分而不可离，故常称营血。

④卫气。卫气是行于脉外，具有护卫肌表、温养脏腑、调控腠理等作用的气。相对于营气，卫气属阳，因此又称卫阳。

（2）血

1）血的概念。中医学认为，血是运行于脉中的富有营养和滋润作用的红色液态物质，是构成人体和维持人体生命活动的基本物质之一。

脉是血循行的管道，故有血府之称。因某种原因不能在脉内循行而逸出脉外的血，称为离经之血。离经之血积于体内，久不消散，则成为瘀血。瘀血作为病理产物，不仅失去了正常生理功能，还会成为致病因素。

2）血的生成。中医学认为，血是以水谷精微和肾精为主要物质基础，在脾、胃、心、肺、肝、肾等脏腑的共同作用下生成的。因此临床上常用补养心血、补益心脾、滋养肝血和补肾益髓等法治血虚之候。

3）血的功能。中医学认为，血具有营养和滋润的功能，也是神志活动的物质基础。

（3）津液

1）津液的概念。中医学认为，津液是机体内除血液之外一切正常水液的总称，如胃液、肠液、涕、泪等。

津和液都源于饮食水谷，但在性状、功能及分布等方面有所不同。一般来说，质地清稀，流动性强，分布于体表皮肤、肌肉和孔窍，并能渗入血脉之中，起滋润作用的称为津；质地较稠厚，流动性较弱，灌注于骨节、脏腑、脑、髓等组织，起濡养作用的称为液。

津和液虽有区别，但在代谢过程中又能相互转化，在病变过程中也可相互影响。伤津可引起耗液，脱液必会导致伤津，故常津液并称，不严格区分。

2）津液的功能。津液的功能主要包括滋润濡养、化生血液、调节阴阳和排泄代谢产物4个方面。

（4）气、血、津液的关系。中医学认为，气、血、津液在性状、分布及生理功能等方面虽各有特点，但都是构成人体和维持人体生命活动的基本物质，均来源于脾胃化生的水谷精微。故三者之间密切相关，生理上相互依存、相互为用，病理上相互影响。

1）气与血的关系。相对而言，气无形而主动，属阳；血有形而主静，属阴。二者的关系可概括为"气为血之帅""血为气之母"。"气为血之帅"指气能生血、气能行血、气能摄血，"血为气之母"指血有载气、生气两方面作用。

2）气与津液的关系。相对而言，气无形而主动，属阳；津液有形而主静，属阴。气与津液的关系和气与血的关系十分相似，气能生津、行津、摄津，津能载气。

3）血与津液的关系。相对于气而言，血和津液均属阴。二者同属液态物质，都有滋润和濡养作用，生理上可相互转化和相互补充，病理上则相互影响。它们之间的关系主要体现在津血同源和津血互化两方面。

阴阳学说、五行学说、藏象学说等理论属于中国古代哲学，限于当时社会历史条件，还不能摆脱唯心主义和形而上学的影响，理论上比较朴素，在医学中的运用也有一定的局限性。在使用时，应以历史唯物主义和辩证唯物主义为指导，取其精华，弃其糟粕，使其更好地为医疗实践服务。

四、病因

凡能导致疾病发生的原因都称为病因，又称致病因素。病因包括六淫、疠气、七情内伤、饮食失宜、劳逸失度、痰饮、瘀血等。

病因可分为外感病因、内伤病因、病理产物病因、其他病因 4 类。本教材重点讲解外感病因中的六淫、疠气，内伤病因中的七情内伤、饮食失宜、劳逸失度，病理产物病因中的痰饮、瘀血及其他病因。

1. 六淫

（1）六淫的概念。六淫，即风、寒、暑、湿、燥、火（热）6 种外感病因的统称。由于六淫是致病邪气，因此又称六邪。

（2）六淫的致病特点

1）外感性。六淫之邪多从肌表或口鼻而入，或同时通过这两个途径侵犯人体而使人发病，因此有外感六淫之称，其所引起的疾病统称为外感病。

2）季节性。六淫致病与季节相关，如春季多风病，夏季多暑病，长夏多湿病，秋季多燥病，冬季多寒病等。

3）地域性。六淫致病与地域相关，如西北多燥病，东北多寒病，江南多湿热病，久居潮湿阴冷环境多寒湿病等。

4）相兼性。相兼性指六淫中两种以上同时侵犯人体而致病，如风寒感冒、湿热泄泻、风寒湿痹等。

5）转化性。转化性指六淫致病后，在一定条件下可发生相互转化，如寒邪可入里化热，暑湿日久可化燥伤阴，六淫皆可化火等。

2. 疠气

（1）疠气的概念。中医学中，疠气指一类具有强烈致病性和传染性的外感病邪，又称疫毒、疫气、戾气、毒气等。疠气侵入，可导致多种疫疠病，又称疫病、瘟病、瘟疫病。

（2）疠气的致病特点

1）发病急骤，病情危笃。疠气多属热毒之邪，发病急骤，来势凶猛，变化多端，病情险恶，常出现发热、扰神、动血、生风、剧烈吐泻等危重症状。

2）传染性强，易于流行。疠气具有强烈的传染性和流行性，可通过空气、食物等多种途径在人群中传播。当处在疠气流行的区域时，无论男女老少、体质强弱，凡接触疠气者，多可发病。疠气发病，既可大面积流行，也可散在发生。

3）一气一病，症状相似。一气一病是说每一种疠气所致的疫病，均有各自的临床特点和传变规律。症状相似是指某种疠气可专门侵犯某脏腑、经络或某一部位，因此不同人被同一种疠气侵犯后症状相似。

3. 七情内伤

七情内伤是指人的情志或者行为不循常度，超过自身调节范围，引起脏腑精气功能紊乱而致疾病发生的一种致病因素。七情内伤致病，可导致多种情志病和身心疾病。

（1）七情内伤的概念。七情是指喜、怒、忧、思、悲、恐、惊7种正常的情志活动，是人体的生理和心理活动对外界环境刺激的不同反应。只有当情志刺激强烈持久，超越了人体的生理和心理适应能力，损伤机体脏腑精气，使功能失调，或人体正气虚弱，脏腑精气虚衰，导致疾病发生，七情才被称为七情内伤。

（2）七情内伤的致病特点

1）直接伤及内脏。七情反应太过与不及可损伤相应之脏。其基本规律是心在志为喜，过喜或过惊伤心；肝在志为怒，过怒伤肝；脾在志为思，过思伤脾；肺在志为悲为忧，过悲伤肺；肾在志为恐，过恐伤肾。

2）影响脏腑气机

①怒则气上。过度愤怒可使肝疏泄太过，气机上逆，血随气升，并走于上，可见面红目赤，头胀痛，甚则呕血或猝然昏倒等。

②喜则气缓。暴喜过度可使心气涣散，神不守舍，出现心悸不安、注意力不能集中、精神恍惚，甚则喜笑不休、失神狂乱等。

③思则气结。思虑过度可导致脾气郁结，脾失健运，出现纳呆、脘腹胀满、便溏等症。

④悲则气消。过度悲忧，耗伤肺气可导致精神萎靡不振，意志消沉，情绪低落，气短乏力等。

⑤恐则气下。过度恐惧可使肾气不固，气机下陷，出现二便失禁、遗精滑泄。

⑥惊则气乱。突然受惊可损伤心肾，使心神散乱，心无所依，神无所归，虑无所定，出现心悸、惊恐不安，甚则精神错乱等。

3）多发为情志病。七情内伤导致的疾病包括因情志刺激而发的疾病，如郁证、癫、狂等；情志刺激诱发的身心疾病，如胸痹、真心痛、眩晕等，以及其他原因所致但具有情志异常表现的疾病，如消渴、恶性肿瘤、慢性肝胆疾病等。

4）七情变化影响病情。良好的精神因素对病势有利，不良的情志刺激或情志改变，可使病情加重。例如，七情内伤导致肝失疏泄而出现的梅核气、胃脘痛、胸痹等证，常因情志波动而病势加重。反之，若病后仍能性情开朗，乐观豁达，可使五脏安和，气机调畅，病情得减。

4. 饮食失宜、劳逸失度

饮食是人类赖以生存和维持健康的基本条件，脾主运化，胃主受纳，因此饮食所伤，直接影响脾胃，导致脾胃功能失常，还可导致食积、聚湿、生痰、化热等，或累及其他脏腑而变生他病。因此，饮食失宜是内伤病的主要致病因素之一。

劳逸失度指过度劳累或过度安逸。长时间的过劳或过逸，会导致脏腑、经络、气、血、津液等功能失常而发病。

5. 痰饮、瘀血

痰饮、瘀血是病理产物，如不能及时排出体外而滞留体内，又会引起脏腑组织新的病理改变，从而产生新的疾病，因此又称继发性致病因素。

（1）痰饮

1）痰饮的概念。痰饮是人体水液代谢障碍所形成的病理产物。较稠浊者称为痰，较清稀者称为饮。痰不仅指咳吐出来的痰，还包括瘰疬、痰核、某些肿块，以及停留在病变组织器官内的黏性分泌物。饮是指大量滞留于人体脏腑组织间隙或疏松部位的清稀水液，因其所停留的部位不同而表现各异。

2）痰饮的致病特点

①阻滞气血运行。痰饮为有形之邪，随气流行，可停滞于脏腑、经络，阻滞气机，妨碍血行。

②影响水液代谢。痰饮影响肺、脾、肾等脏腑的功能活动，影响水液代谢。如痰湿困脾，可致水湿不运；痰饮阻肺，可致宣降失职、水液不布等。

③易于蒙蔽心神。痰饮为浊物，而心神性清净。痰浊为病，随气上逆，尤易蒙蔽清窍，扰乱心神，出现头晕目眩、精神不振等症，甚至会导致神昏谵妄，或引起癫、狂、痫等。

④致病广泛，变幻多端。痰饮随气流行，内至五脏六腑，外至四肢百骸、肌肤腠理，可停滞而致多种疾病，症状表现十分复杂。可伤阳化寒，可郁而化火，可挟风、挟热，可化燥伤阴，可上犯清窍，可下注足膝，且病势缠绵，病程较长。

（2）瘀血

1）瘀血的概念。瘀血泛指体内有血液停滞，既指溢于脉外的离经之血未能及时消散或排出而停滞于体内，又指因运行不畅，停滞于经脉或脏腑组织内的血液。瘀血既是病理产物，又是致病因素。

2）瘀血的致病特点。瘀血易于阻滞气机，影响血脉运行，影响新血生成，病位固定。

①疼痛。瘀血致痛特点为刺痛，痛处固定不移、拒按，夜间痛甚，往往经久不愈。

②肿块。瘀血内阻，凝聚不散，可形成肿块，部位多固定不移。在体表则可见局部青紫肿胀；在体内则可形成症积，质硬，位置固定不移。

③出血。其血色多紫暗或夹有瘀块，出血量少而不畅。

④望诊特征。面色、口唇、爪甲青紫，舌质紫暗，或有瘀点、瘀斑，或舌下络脉青紫曲张等。此外，面色黧黑、肌肤甲错、皮肤紫癜等特征也较为常见。

⑤脉象。常见脉细涩、沉弦，或结或代。

6. 其他病因

其他病因主要有外伤、寄生虫、药邪、医过、先天因素等。

（1）外伤。外伤主要指机械性暴力等外力所致损伤，也包括烧烫、冷冻、虫兽蛇叮咬等意外因素所致人体组织创伤。外伤致病，多有明确的外伤史。

（2）寄生虫。人体常见的寄生虫有蛔虫、蛲虫、绦虫、钩虫、血吸虫等。这类寄生虫寄居于人体内，不仅消耗人体的营养物质，还可造成各种损害，导致疾病发生。不同寄生虫的致病特点不同。

（3）药邪。药邪指因药物加工、使用不当而引起疾病发生的一类致病因素。药物炮制不当，或医生不熟悉药物的性味、用量、配伍禁忌而用药不当，或患者不遵医嘱而乱服药物等，均可引起疾病发生。药邪的致病特点包括中毒、加重病情、变生他疾。

（4）医过。医过指医生过失导致病情加重或变生他疾的一类致病因素。

（5）先天因素。先天因素指人出生前已经潜伏着的致病因素，包括遗传性病因和在胎儿孕育期及分娩时形成的病因。先天因素一般分为胎弱和胎毒两个方面。

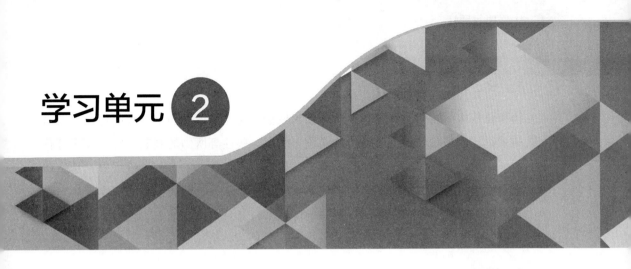

学习单元 ②

中医诊断

一、中医诊断的基本概念

1. 中医诊断学

中医诊断学是在中医学理论指导下，研究诊察病情、判断病种、辨别证候的基础理论、基本知识和基本技能的一门学科。

2. 病

病是对该疾病全过程的特点与规律所做的概括，即该疾病的代名词。

3. 证

证是对疾病过程中一定阶段的病位、病因、病性、病势等所做的病理概括。临床较为常见、典型、证名规范的证，可称为证型。

4. 症

症是人体发生疾病后所反映的各种异常现象，其中患者自觉的痛苦与不适称为症状，通过检查而发现的病情征象称为体征，中医统称为症。

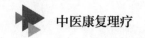中医康复理疗

5．病、证、症的关系

病和证是从不同侧面对疾病本质的抽象概括。病是对该疾病全过程的特点与规律所做的结论，证是对疾病当前阶段的病位、病因、病性等所做的判断。同一疾病可有不同的证，相同的证可见于不同的病中。症是病、证表现出的各种异常现象，是诊病辨证的主要依据。中医诊病既要重视疾病的变化规律和基本矛盾，又要抓住疾病当前的主要矛盾。因此，中医学强调辨病与辨证相结合。只强调辨证而忽视辨病，或只辨病而不进行辨证，都是不恰当的。

6．诊法

诊法即中医诊察、收集病情资料的基本方法，主要包括望、闻、问、切四诊。

7．辨病

辨病即对疾病的病种做出判断并确定病名的诊断思维过程。

8．辨证

辨证即在中医学理论的指导下，对患者的各种临床资料进行分析，从而对疾病当前的病位、病因、病性等做出判断，并概括为完整证名的诊断思维过程。

9．病案

病案又称医案，古称诊籍，现称病历，是临床诊疗过程的书面记录。

二、中医诊断的基本原理

1．司外揣内

司外揣内出自《黄帝内经·灵枢·外揣》，即医生诊断疾病是通过观察外表的病理现象（症状、体征等），推测内脏的变化，从而认识疾病的内在本质。

2．见微知著

见微知著出自《医学心悟·医中百误歌》，即通过微小的、局部的外在变化，测知整体的内在病情。

3．知常达变

知常达变是指认识客观事物必须通过观察比较，在认识事物正常状态的基础上发

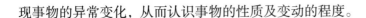

现事物的异常变化，从而认识事物的性质及变动的程度。

三、中医诊断的基本原则

1．整体审察

整体审察即在认识疾病时，不能只注意病变局部或患者个体，而应从整体观念出发，内外结合，全面诊察分析病情，综合识别判断证型。整体审查主要表现在对各种诊法的综合运用及对病情资料的综合分析两方面。

2．诊法合参

诊法合参指四诊并重，诸法参用，综合收集病情资料。

3．病证结合

病证结合即辨病与辨证相结合。

培训任务 3

经络与腧穴

腧穴定位法

一、体表解剖标志定位法

体表解剖标志定位法即以人体解剖学的各种体表标志为依据来确定腧穴定位的方法。体表解剖标志可分为固定标志和活动标志两种。

1. 固定标志

固定标志指由骨节和肌肉所形成的突起或凹陷、五官轮廓、发际、指（趾）甲、乳头、脐窝等。

2. 活动标志

活动标志指各部的关节、肌肉、肌腱、皮肤随着活动而出现的空隙、凹陷、皱纹、尖端等。

二、"骨度"折量定位法

"骨度"折量定位法即以体表骨节为主要标志折量全身各部的长度和宽度，定出分寸（将设定的两骨节点之间的长度折量为一定的等份，1 等份为 1 寸，10 等份为 1 尺），用于腧穴定位的方法。全身主要"骨度"折量寸如图 3-1 所示。

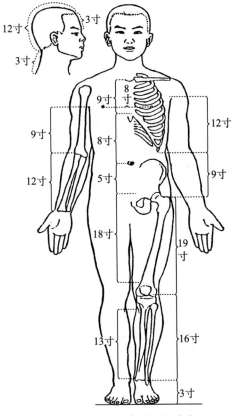

图 3-1 主要"骨度"折量寸

三、"指寸"定位法

"指寸"定位法即依据被取穴者本人手指所规定的分寸以量取腧穴的方法。常用的"指寸"定位法有中指同身寸、拇指同身寸、横指同身寸 3 种，如图 3-2 所示。

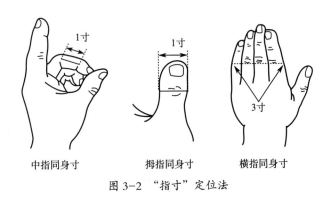

中指同身寸　　　拇指同身寸　　　横指同身寸

图 3-2 "指寸"定位法

腧穴定位的以上 3 种方法在应用时需要互相结合，即主要采用体表解剖标志定位

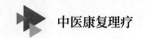

法、"骨度"折量定位法，而对少量难以完全采用上述两种方法定位的腧穴，则配合使用"指寸"定位法。

四、简便定位法

常用的简便定位法有两耳尖直上取百会，两手虎口交叉食指端取列缺，垂手中指端取风市，屈膝在髌骨下方髌韧带外侧凹陷中取犊鼻等。

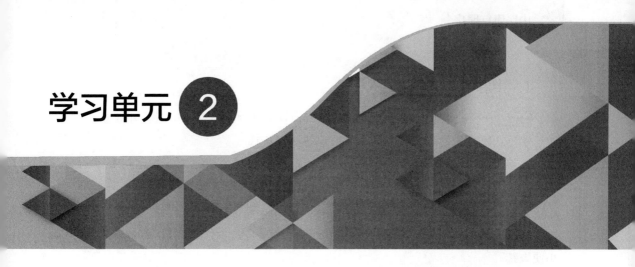

常用经穴

一、手太阴肺经穴

常用手太阴肺经穴如图 3-3 所示，部分腧穴介绍如下。

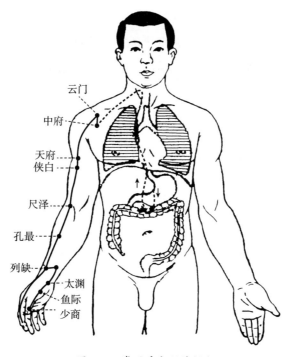

图 3-3　常用手太阴肺经穴

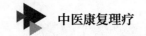

1. 中府

定位①：在前胸部，横平第1肋间隙，锁骨下窝外侧，前正中线旁开6寸。

主治：咳嗽、气喘、胸闷痛、肩背痛等肺系疾病。

2. 尺泽

定位：在肘前侧，肘横纹上，肱二头肌腱桡侧缘凹陷中。

主治：咳嗽、气喘、咯血、咽喉肿痛、肘臂挛痛、急性吐泻、中暑、小儿惊风、小便失禁。

3. 孔最

定位：在前臂前外侧，腕掌侧远端横纹上7寸，尺泽与太渊连线上。

主治：咳嗽、气喘、咯血、咽喉肿痛等肺系疾病，肘臂挛痛。

4. 列缺

定位：在前臂外侧，腕掌侧远端横纹上1.5寸，拇短伸肌腱与拇长展肌腱之间，拇长展肌腱沟的凹陷中。

主治：咳嗽、气喘、咯血、咽喉肿痛等肺系疾病，头痛、齿痛、项强、口眼㖞斜等头部疾病，颈椎病，腕关节周围软组织病。

5. 太渊

定位：在腕前外侧，桡骨茎突与腕舟状骨之间，拇长展肌腱尺侧凹陷中。

主治：咳嗽、气喘等肺系疾病，无脉症，腕臂痛，膈肌痉挛。

6. 少商

定位：在手指，拇指末节桡侧，指甲根角侧上方0.1寸。

主治：咽喉肿痛、鼻衄、高热、昏迷、癫狂。

二、手阳明大肠经穴

常用手阳明大肠经穴如图3-4所示，部分腧穴介绍如下。

1. 商阳

定位：在手指，食指末节桡侧，指甲根角侧上方0.1寸。

---

① 本教材所列腧穴定位参考GB/T 12346—2021《经穴名称与定位》。

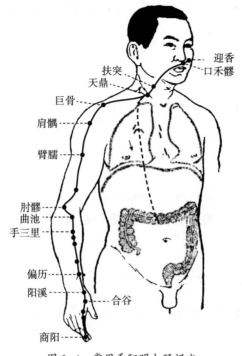

图 3-4　常用手阳明大肠经穴

主治：咽喉肿痛、颐颔肿、齿痛、耳聋、热病、昏厥、食指麻木。

2. 合谷

定位：在手背，第一掌骨和第二掌骨之间，约平第 2 掌骨桡侧的中点。

主治：头痛、目赤肿痛、齿痛、咽喉肿痛、鼻衄、耳聋、痄腮、牙关紧闭、口眼㖞斜、热病、无汗、多汗、腹痛、便秘、经闭、滞产、指臂痛、上肢不遂。

3. 阳溪

定位：在腕后外侧，腕背侧远端横纹桡侧，桡骨茎突远端，解剖学"鼻烟窝"凹陷中。

主治：咳嗽、气喘、咳血、咽喉肿痛、肘臂挛痛。

4. 手三里

定位：在前臂后外侧，肘横纹下 2 寸，阳溪与曲池连线上。

主治：齿痛、颊肿、腹痛、吐泻、臂痛、上肢不遂。

5. 曲池

定位：在肘外侧，尺泽与肱骨外上髁连线的中点处。

主治：热病、咽喉肿痛、齿痛、目赤痛、头痛、眩晕、癫狂、手臂肿痛、上肢不遂、瘰疬、瘾疹、腹痛、吐泻。

6．肩髃

定位：在肩带部，肩峰外侧缘前端与肱骨大结节两骨间凹陷中。

主治：上肢不遂、肩痛不举、瘾疹。

7．迎香

定位：在面部，鼻翼外缘中点旁，鼻唇沟中。

主治：鼻炎、鼻塞、口眼㖞斜、面痒、胆道蛔虫病。

三、足阳明胃经穴

常用足阳明胃经穴如图 3-5 所示，部分腧穴介绍如下。

1．承泣

定位：在面部，眼球与眶下缘之间，瞳孔直下。

主治：目赤肿痛、迎风流泪、夜盲、眼睑瞤动、口眼㖞斜。

2．四白

定位：在面部，眶下孔处。

主治：目赤痛痒、目翳、眼睑瞤动、口眼㖞斜、头痛、眩晕。

3．地仓

定位：在面部，口角旁开 0.4 寸。

主治：口㖞、流涎、齿痛、颊肿。

4．颊车

定位：在面部，下颌角前上方一横指。

主治：口㖞、口噤、颊肿、齿痛。

5．下关

定位：在面部，颧弓下缘中央与下颌切迹之间凹陷中。

主治：耳鸣、耳聋、聤耳、齿痛、口㖞、面痛、牙关开合不利。

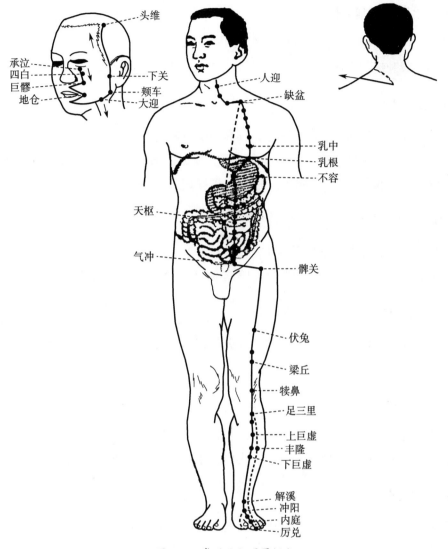

图 3-5 常用足阳明胃经穴

6. 天枢

定位：在上腹部，横平脐中，前正中线旁开 2 寸。

主治：绕脐腹痛、腹胀、肠鸣、便秘、泄泻、痢疾、肠痈、症瘕、痛经、月经不调。

7. 梁丘

定位：在股前外侧，髌底上 2 寸，股外侧肌与股直肌肌腱之间。

主治：胃痛、乳痈、膝肿痛、下肢不遂。

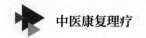

8. 犊鼻（外膝眼）

定位：在膝前侧，髌韧带外侧凹陷中。

主治：膝肿痛、屈伸不利。

9. 足三里

定位：在小腿外侧，犊鼻下 3 寸，犊鼻与解溪连线上。

主治：胃痛、呕吐、腹胀、肠鸣、泄泻、便秘、痢疾、乳痈、虚劳羸瘦、咳嗽气喘、心悸气短、头晕、失眠、癫狂、膝痛、下肢痿痹、脚气、水肿。

10. 上巨虚

定位：在小腿外侧，犊鼻下 6 寸，犊鼻与解溪连线上。

主治：肠中切痛、肠痈、腹胀、肠鸣、泄泻、痢疾、便秘、下肢痿痹、脚气。

11. 下巨虚

定位：在小腿外侧，犊鼻下 9 寸，犊鼻与解溪连线上。

主治：小腹痛、腰脊痛引睾丸、泄泻、痢疾、乳痈、下肢痿痹。

12. 丰隆

定位：在小腿外侧，外踝尖上 8 寸，胫骨前肌的外缘。

主治：痰多、咳嗽、哮喘、胸痛、头痛、眩晕、癫狂、痫证、下肢痿痹。

13. 解溪

定位：在踝前侧，踝关节前面中央凹陷中，踇长伸肌腱与趾长伸肌腱之间。

主治：腹胀、便秘、头痛、眩晕、癫狂、下肢痿痹、踝部肿痛。

14. 内庭

定位：在足背，第 2、3 趾间，趾蹼缘后方赤白肉际处。

主治：齿痛、咽喉肿痛、口㖞、鼻衄、热病、腹痛、腹胀、泄泻、痢疾、便秘、足背肿痛。

15. 厉兑

定位：在足趾，第 2 趾末节外侧，趾甲根角侧后方 0.1 寸。

主治：齿痛、口㖞、咽喉肿痛、鼻衄、热病、多梦、癫狂、足胫寒冷。

四、足太阴脾经穴

常用足太阴脾经穴如图 3-6 所示，部分腧穴介绍如下。

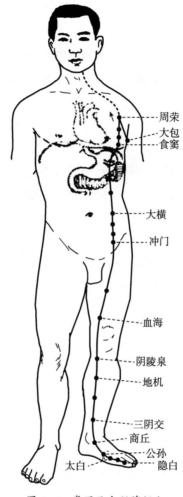

周荣
大包
食窦
大横
冲门
血海
阴陵泉
地机
三阴交
商丘
公孙
隐白
太白

图 3-6　常用足太阴脾经穴

1. 隐白

定位：在足趾，大趾末节内侧，趾甲根角侧后方 0.1 寸。

主治：月经过多、崩漏、便血、尿血、腹胀、呕吐、泄泻、癫狂、多梦、惊风。

2. 太白

定位：在足内侧，第 1 跖趾关节近端赤白肉际凹陷中。

主治：胃痛、腹痛、腹胀、肠鸣、泄泻、痢疾、便秘、体重节痛、脚气。

3．公孙

定位：在足内侧，第1跖骨底的前下缘赤白肉际处。

主治：胃痛、呕吐、腹痛、腹胀、肠鸣、泄泻、痢疾、肠风下血。

4．地机

定位：在小腿内侧，阴陵泉下3寸，胫骨内侧缘后际。

主治：腹痛、腹胀、泄泻、水肿、小便不利、月经不调、痛经、遗精、腿膝麻木、腰痛。

5．阴陵泉

定位：在小腿内侧，由胫骨内侧髁下缘与胫骨内侧缘形成的凹陷中。

主治：腹胀、泄泻、水肿、黄疸、小便不利或失禁、阴茎痛、妇人阴痛、膝痛。

6．血海

定位：在股前内侧，髌底内侧端上2寸，股内侧肌隆起处。

主治：月经不调、痛经、崩漏、经闭、湿疹、瘾疹、丹毒、股内侧痛。

7．大横

定位：在上腹部，脐中旁开4寸。

主治：腹痛、泄泻、便秘。

8．大包

定位：在侧胸部，第6肋间隙，腋中线上。

主治：胸胁痛、气喘、全身疼痛、四肢无力。

五、手少阴心经穴

常用手少阴心经穴如图3-7所示，部分腧穴介绍如下。

1．极泉

定位：在腋窝中央，腋动脉搏动处。

主治：心痛、心悸、腋臭、胁肋疼痛、肘臂疼痛、上肢不遂、瘰疬。

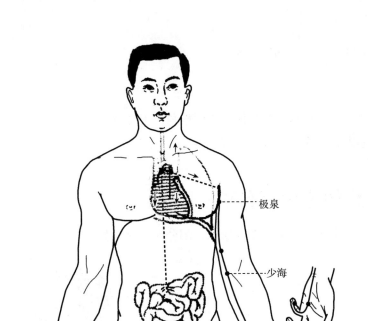

图 3-7　常用手少阴心经穴

2. 少海

定位：在肘前内侧，横平肘横纹，肱骨内上髁前缘。

主治：心痛、腋胁痛、肘臂挛痛麻木、癫狂、痫证。

3. 通里

定位：在前臂前内侧，腕掌侧远端横纹上 1 寸，尺侧腕屈肌腱的桡侧缘。

主治：腕臂疼痛、心悸怔忡、暴喑、舌强不语。

4. 阴郄

定位：在前臂前内侧，腕掌侧远端横纹上 0.5 寸，尺侧腕屈肌腱的桡侧缘。

主治：心痛、惊悸、吐血、衄血、骨蒸盗汗、暴喑。

5. 神门

定位：在腕前内侧，腕掌侧远端横纹尺侧端，尺侧腕屈肌腱的桡侧缘。

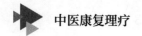

主治：失眠、健忘、痴呆、癫狂、心痛、心烦、惊悸。

6. 少冲

定位：在手指，小指末节桡侧，指甲根角侧上方 0.1 寸。

主治：心悸、心痛、癫狂、热病、昏迷。

六、手太阳小肠经穴

常用手太阳小肠经穴如图 3-8 所示，部分腧穴介绍如下。

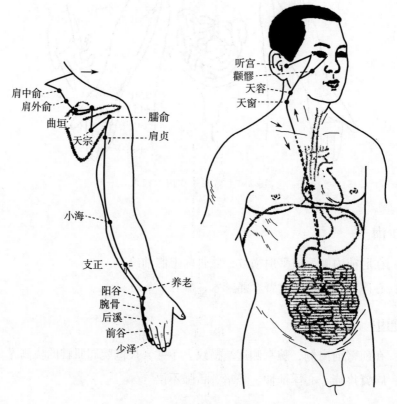

图 3-8　常用手太阳小肠经穴

1. 少泽

定位：在手指，小指末节尺侧，指甲根角侧上方 0.1 寸。

主治：头痛、咽喉肿痛、耳聋、耳鸣、乳痈、乳汁少、昏迷、热病。

2. 后溪

定位：在手背，第 5 掌指关节尺侧近端赤白肉际凹陷中。

主治：手指及肘臂挛急、目赤、耳聋、咽喉肿痛、癫狂痫、头项强痛、腰背痛、疟疾。

3. 腕骨

定位：在腕后内侧，第 5 掌骨底与三角骨之间的赤白肉际凹陷中。

主治：头项强痛、耳鸣、目翳、黄疸、消渴、热病、疟疾、指挛腕痛。

4. 养老

定位：在前臂后侧，腕背横纹上 1 寸，尺骨头桡侧凹陷中。

主治：目视不明、头痛、项强、肩、背、肘、臂酸痛、急性腰痛。

5. 支正

定位：在前臂外侧，腕背侧远端横纹上 5 寸，尺骨尺侧与尺侧腕屈肌之间。

主治：头痛、目眩、消渴、癫狂、肘臂酸痛。

6. 小海

定位：在肘后内侧，尺骨鹰嘴（即肘尖）与肱骨内上髁之间凹陷中。

主治：肘臂疼痛、头痛、癫痫。

7. 天宗

定位：在肩带部，肩胛冈中点与肩胛骨下角连线上 1/3 与下 2/3 交点凹陷中。

主治：肩胛疼痛、乳痈、瘰疬。

8. 听宫

定位：在面部，耳屏正中与下颌骨髁突之间的凹陷中。

主治：耳鸣、耳聋、聤耳、齿痛、癫痫。

9. 肩贞

定位：在肩带部，肩关节后下方，腋后纹头直上 1 寸。

主治：肩关节酸痛、活动不便、上肢瘫痪。

七、足太阳膀胱经穴

常用足太阳膀胱经穴如图 3-9 所示，部分腧穴介绍如下。

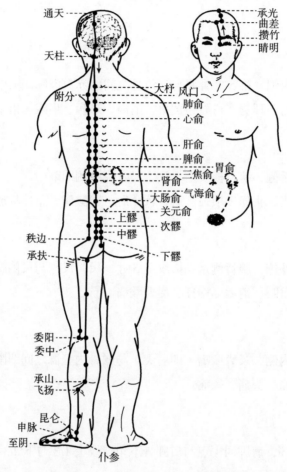

图 3-9　常用足太阳膀胱经穴

1. 睛明

定位：在面部，目内眦内上方眶内侧壁凹陷中。

主治：眼病。

2. 攒竹

定位：在面部，眉头凹陷中，额切迹处。

主治：头痛、失眠、眉棱骨痛、目赤痛。

3. 天柱

定位：在颈后部，横平第 2 颈椎棘突上际，斜方肌外缘凹陷中。

主治：头痛、项强、鼻塞、肩背痛。

4. 大杼

定位：在背部，第 1 胸椎棘突下，后正中线旁开 1.5 寸。

主治：发热、咳嗽、项强、肩胛酸痛。

5. 风门

定位：在背部，第 2 胸椎棘突下，后正中线旁开 1.5 寸。

主治：伤风、咳嗽、项强、肩背痛。

6. 肺俞

定位：在背部，第 3 胸椎棘突下，后正中线旁开 1.5 寸。

主治：咳嗽、胸闷、气喘、背肌劳损。

7. 心俞

定位：在背部，第 5 胸椎棘突下，后正中线旁开 1.5 寸。

主治：失眠、心悸、心绞痛。

8. 肝俞

定位：在背部，第 9 胸椎棘突下，后正中线旁开 1.5 寸。

主治：胁肋痛、肝炎、目糊、胃痛。

9. 脾俞

定位：在背部，第 11 胸椎棘突下，后正中线旁开 1.5 寸。

主治：胃脘胀痛、消化不良、小儿慢脾风。

10. 胃俞

定位：在背部，第 12 胸椎棘突下，后正中线旁开 1.5 寸。

主治：胃病、小儿吐乳、消化不良。

11. 三焦俞

定位：在腰部，第 1 腰椎棘突下，后正中线旁开 1.5 寸。

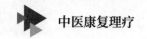

主治：肠鸣、腹胀、呕吐、腰背强痛。

12. 肾俞

定位：在腰部，第 2 腰椎棘突下，后正中线旁开 1.5 寸。

主治：肾虚、腰痛、遗精、月经不调。

13. 气海俞

定位：在腰部，第 3 腰椎棘突下，后正中线旁开 1.5 寸。

主治：腰腿痛。

14. 大肠俞

定位：在腰部，第 4 腰椎棘突下，后正中线旁开 1.5 寸。

主治：腰腿痛、腰肌劳损、肠炎。

15. 关元俞

定位：在腰部，第 5 腰椎棘突下，后正中线旁开 1.5 寸。

主治：腰腿痛、泄泻。

16. 八髎

定位：在骶部，分别正对第 1、2、3、4 骶后孔中（分别称为上髎、次髎、中髎、下髎）。

主治：腰腿痛、泌尿生殖系统疾病。

17. 委中

定位：在膝后侧，腘横纹中点。

主治：腰痛、背痛、膝关节屈伸不利、半身不遂。

18. 承山

定位：在小腿后侧，腓肠肌两肌腹与跟腱交角处。

主治：腰腿痛、腓肠肌痉挛。

19. 昆仑

定位：在踝后外侧，外踝尖与跟腱之间的凹陷中。

主治：腰腿痛、踝关节损伤。

20. 至阴

定位：在足趾，小趾末节外侧，趾甲根角侧后方 0.1 寸。

主治：胎位不正、脚趾痛。

八、足少阴肾经穴

常用足少阴肾经穴如图 3-10 所示，部分腧穴介绍如下。

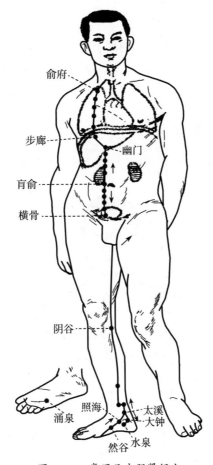

图 3-10　常用足少阴肾经穴

1. 涌泉

定位：在足底，屈足卷趾时足心最凹陷中。

主治：偏头痛、高血压、小儿发热。

2. 太溪

定位：在踝后内侧，内踝尖与跟腱之间的凹陷中。

主治：喉痛、不寐、齿痛、阳痿、月经不调。

3. 水泉

定位：在足内侧，太溪直下 1 寸，跟骨结节内侧凹陷中。

主治：月经不调、痛经、小便不利、目昏花。

4. 照海

定位：在足内侧，内踝尖下 1 寸，内踝下缘边际凹陷中。

主治：月经不调、赤白带下、阴挺、小便频数、癃闭、便秘。

九、手厥阴心包经穴

常用手厥阴心包经穴如图 3-11 所示，部分腧穴介绍如下。

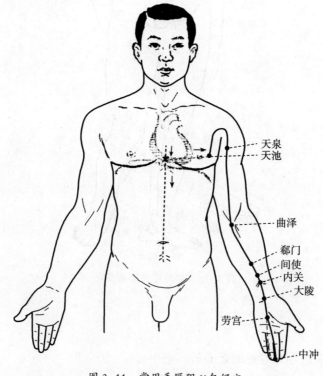

图 3-11　常用手厥阴心包经穴

1. 曲泽

定位：在肘前侧，肘横纹上，肱二头肌腱的尺侧缘凹陷中。

主治：上肢酸痛、颤抖。

2. 内关

定位：在前臂前侧，腕掌侧远端横纹上 2 寸，掌长肌腱与桡侧腕屈肌腱之间。

主治：胃痛、呕吐、心悸、精神失常。

3. 大陵

定位：在腕前侧，腕掌侧远端横纹中，掌长肌腱与桡侧腕屈肌腱之间。

主治：心痛、心悸、胃痛、呕吐、胸胁痛。

4. 劳宫

定位：在手掌，横平第 3 掌指关节近端，第 2、3 掌骨之间偏于第 3 掌骨。

主治：心悸、颤抖。

十、手少阳三焦经穴

常用手少阳三焦经穴如图 3-12 所示，部分腧穴介绍如下。

1. 关冲

定位：在手指，第 4 指末节尺侧，指甲根角侧上方 0.1 寸。

主治：热病、昏厥、中暑、头痛、目赤、咽喉肿痛、耳聋。

2. 中渚

定位：在手背，第 4、5 掌骨间，第 4 掌指关节近端凹陷中。

主治：头痛、目赤、耳聋、耳鸣、咽喉肿痛、肘臂痛、手指不能屈伸、热病。

3. 外关

定位：在前臂后侧，腕背侧远端横纹上 2 寸，尺骨与桡骨间隙中点。

主治：头痛、目赤、耳聋、耳鸣、胁肋痛、肘臂屈伸不利、手指疼痛、手颤、热病。

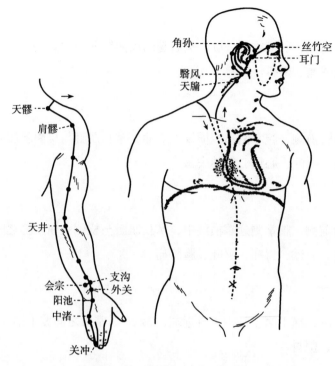

图 3-12　常用手少阳三焦经穴

4. 支沟

定位：在前臂后侧，腕背侧远端横纹上 3 寸，尺骨与桡骨间隙中点。

主治：耳鸣、耳聋、暴喑、胁肋痛、便秘。

5. 肩髎

定位：在肩带部，肩峰角与肱骨大结节两骨间凹陷中。

主治：肩臂疼痛不遂。

6. 翳风

定位：在颈部，耳垂后方，乳突下端前方凹陷中。

主治：耳鸣、耳聋、聤耳、口眼㖞斜、齿痛、颊肿、牙关不利。

7. 角孙

定位：在头部，耳尖正对发际处。

主治：偏头痛、目赤肿痛、耳鸣。

8. 丝竹空

定位：在头部，眉梢凹陷中。

主治：目赤痛、目眩、眼睑瞤动、口眼喎斜、头痛、齿痛、癫狂。

十一、足少阳胆经穴

常用足少阳胆经穴如图 3-13 所示，部分腧穴介绍如下。

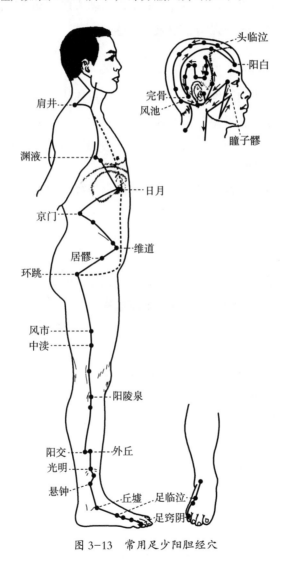

图 3-13　常用足少阳胆经穴

1. 瞳子髎

定位：在头部，目外眦外侧 0.5 寸凹陷中。

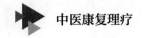

主治：头痛、目赤、迎风流泪。

2. 阳白

定位：在头部，眉上 1 寸，瞳孔直上。

主治：头痛、目眩、目痛。

3. 风池

定位：在项部，枕骨之下，胸锁乳突肌上端与斜方肌上端之间的凹陷中。

主治：头痛、眩晕、颈项强痛、中风、外感。

4. 肩井

定位：在颈后部，第 7 颈椎棘突与肩峰最外侧点连线的中点。

主治：项强、项背痛、手臂上举不利、诸虚百损。

5. 居髎

定位：在臀部，髂前上棘与股骨大转子最凸点连线的中点处。

主治：腰腿痛、髋关节酸痛、骶髂关节炎。

6. 环跳

定位：在臀部，股骨大转子最凸点与骶管裂孔连线的外 1/3 与内 2/3 交点处。

主治：腰腿痛、坐骨神经痛、偏瘫、下肢痿痹。

7. 风市

定位：在股外侧，腘横纹上 9 寸，髂胫束后缘。

主治：偏瘫、下肢痿痹、膝关节酸痛。

8. 阳陵泉

定位：在小腿外侧，腓骨头前下方凹陷中。

主治：膝关节酸痛、胁肋痛。

9. 光明

定位：在小腿外侧，外踝尖上 5 寸，腓骨前缘。

主治：膝痛、下肢痿痹、目痛、夜盲、乳胀。

10. 悬钟

定位：在小腿外侧，外踝尖上 3 寸，腓骨前缘。

主治：头痛、项强、下肢酸痛。

11. 丘墟

定位：在踝前外侧，外踝的前下方，趾长伸肌腱的外侧凹陷中。

主治：踝关节痛、胸胁痛。

十二、足厥阴肝经穴

常用足厥阴肝经穴如图 3-14 所示，部分腧穴介绍如下。

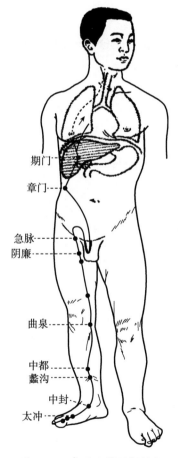

图 3-14　常用足厥阴肝经穴

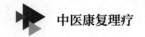

1. 太冲

定位：在足背，第1、2跖骨间，跖骨底结合部前方凹陷中，或触及动脉搏动。

主治：头痛、眩晕、高血压、小儿惊风。

2. 中都

定位：在小腿前内侧，内踝尖上7寸，胫骨内侧面的中央。

主治：腹痛、泄泻、疝气、崩漏、恶露不尽。

3. 章门

定位：在侧腹部，在第11肋游离端的下际。

主治：胸胁痛、胸闷、腹胀、腹痛。

4. 期门

定位：在前胸部，第6肋间隙，前正中线旁开4寸。

主治：胸胁痛、呕吐、腹胀、泄泻。

十三、任脉穴

常用任脉穴如图3-15所示，部分腧穴介绍如下。

1. 关元

定位：在下腹部，脐中下3寸，前正中线上。

主治：腹痛、痛经、闭经、遗尿、脱肛、消渴、眩晕。

2. 石门

定位：在下腹部，脐中下2寸，前正中线上。

主治：腹痛、月经不调、脘腹胀满、痛经、闭经。

3. 气海

定位：在下腹部，脐中下1.5寸，前正中线上。

主治：腹痛、泄泻、腹胀、闭经。

4. 神阙

定位：在上腹部，脐中央。

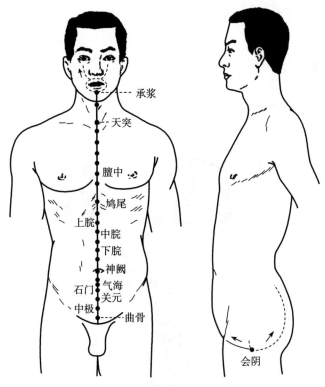

图 3-15　常用任脉穴

主治：腹痛、泄泻。

5. 中脘

定位：在上腹部，脐中上 4 寸，前正中线上。

主治：胃病、腹胀、呕吐、纳呆、头痛、失眠。

6. 鸠尾

定位：在上腹部，剑突尖下 1 寸，前正中线上。

主治：心胸痛、反胃、胃痛、胸中满痛。

7. 膻中

定位：在前胸部，横平第 4 肋间隙，前正中线上。

主治：喘咳、胸闷、胸痛、心悸、胸痹心痛。

8. 天突

定位：在颈前部，胸骨上窝中央，前正中线上。

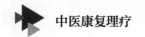

主治：咳嗽、咯痰不爽、咽喉肿痛。

十四、督脉穴

常用督脉穴如图 3-16 所示，部分腧穴介绍如下。

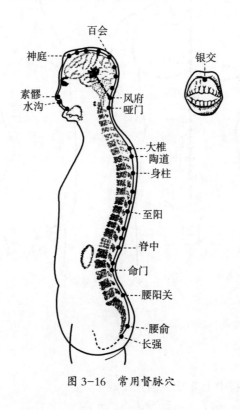

图 3-16　常用督脉穴

1. 长强

定位：在会阴部，尾骨下方，尾骨端与肛门连线的中点处。

主治：腹泻、便秘、脱肛。

2. 腰阳关

定位：在腰部，第 4 腰椎棘突下凹陷中，后正中线上。

主治：腰背疼痛、下肢痿痹、月经不调。

3. 命门

定位：在腰部，第 2 腰椎棘突下凹陷中，后正中线上。

主治：腰背疼痛、虚损腰痛、遗尿、耳鸣、耳聋、泄泻。

4. 脊中

定位：在背部，第 11 胸椎棘突下凹陷中，后正中线上。

主治：腰脊强痛、腹泻、脱肛。

5. 陶道

定位：在背部，第 1 胸椎棘突下凹陷中，后正中线上。

主治：头痛、项强、恶寒发热、咳嗽、胸痛、脊背酸痛。

6. 风府

定位：在颈后部，枕外隆凸直下，两侧斜方肌之间凹陷中。

主治：颈项强痛、眩晕、半身不遂、咽喉肿痛、外感。

7. 百会

定位：在头部，前发际正中直上 5 寸。

主治：头痛、眩晕、惊悸、健忘、失眠、耳鸣、脱肛、泄泻、高血压。

8. 水沟（人中）

定位：在面部，人中沟的上 1/3 与中 1/3 交点处。

主治：惊风、口眼㖞斜、昏迷、眩晕。

培训任务 4

中医康复理疗专项技能

推拿

一、推拿基础知识

1. 定义

推拿是以中医理论为指导，运用特定手法作用于人体特定部位或腧穴理疗疾病或进行康复、保健的一种方法，也称按摩。

2. 作用

（1）对软组织的作用。推拿可舒筋活络，理筋整复，松解粘连，活血化瘀，消肿止痛等。

（2）对内脏的作用。推拿可疏通经络，调整脏腑功能，调和气血，调整阴阳等。

3. 优点

推拿简、便、验、廉，副作用少。

4. 分类

（1）根据目的分类

1）医疗推拿。医疗推拿的受术者是患有疾病者。

2）康复推拿。康复推拿的受术者是有后遗症者、亚健康者。

3）保健推拿。保健推拿的受术者是健康者。

（2）根据对象分类

1）成人推拿。

2）小儿推拿。

二、推拿准备

1．评估

（1）全身评估。全身评估需要评估受术者是否有基础疾病，如高血压、高血脂、糖尿病等。这些疾病往往会对血管产生影响，血管可能存在一定堵塞的情况（特别是颈部的动、静脉，在做颈部推拿的时候要特别注意）。推拿时如果手法不当、力量过大，会导致血管损伤或血栓掉落，从而发生意外情况。部分情况下要进行适当的检查（如做颈动脉 B 超）。

（2）局部评估。局部评估即针对局部不适，如颈椎、腰椎不适等，进行必要的检查（如拍摄 X 线片），排除推拿禁忌证。

2．器具准备

（1）按摩床。按摩床要软硬适中，高度合适，既要利于受术者起身落下，也要便于施术者操作。

（2）润滑介质。为了减轻推拿对皮肤的损伤，可以适当使用一些润滑皮肤的介质。

三、推拿注意事项及禁忌证

1．注意事项

（1）施术者。施术者应仪表合规，精神饱满，态度认真。

（2）受术者。受术者应体位合适，情绪稳定，不饥不饱，注意保暖。

（3）操作力度。操作力度应适中。

（4）操作时间。操作时间根据不同情况而定。

2．禁忌证

（1）开放性软组织损伤。

（2）某些感染性的运动系统疾病，如骨结核、丹毒、骨髓炎、化脓性关节炎等。

（3）某些急性传染病，如病毒性肝炎、肺结核等。

（4）各种出血，如便血、尿血、外伤性出血等。

（5）局部皮肤损伤或病变，如烫伤、溃疡性皮炎等。

（6）肿瘤、骨折早期、截瘫初期。

（7）孕妇的腰骶部、臀部、腹部。

（8）女性经期。

（9）年老体弱、久病体虚、过度疲劳、过饥过饱、醉酒之后。

四、推拿手法

1. 定义

推拿手法即运用手或肢体的其他部位，按照特定的技巧，在体表上进行操作的方法。

2. 手法的基本要求

（1）持久，即持续一定的时间。

（2）有力，即具备一定的力量。力度原则是既有效又无不良反应。

（3）均匀，即速度、力量都要均匀。

（4）柔和，即动作灵活，力量缓和，变换自然。

（5）深透，即作用透达肌肉、筋骨或内脏。

3. 手法的分类

（1）摆动类

1）滚法。滚法可分为掌背滚法、掌指关节滚法等。

【操作方法】

前臂旋转，腕关节屈伸，手掌来回滚动，如图 4-1 所示。

【手法要领】

上肢放松，紧贴体表，腕关节屈伸幅度大，频率为 120～160 次 / 分钟。

【手法特点】

力量大，着力面大，柔和舒适。

【应用部位】

肌肉丰厚处，如肩背、腰臀、四肢等。

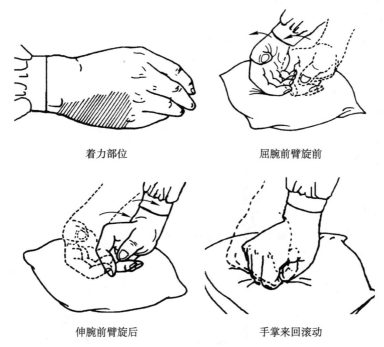

着力部位　　　　　　　　屈腕前臂旋前

伸腕前臂旋后　　　　　　手掌来回滚动

图 4-1　滚法操作方法

【手法作用】

舒筋活络，活血化瘀等。

2）揉法。揉法分为大鱼际揉法、掌根揉法、拇指揉法、中指揉法等，如图 4-2
所示。

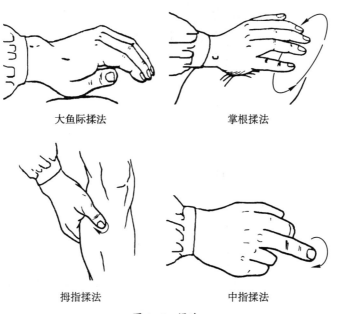

大鱼际揉法　　　　　　　掌根揉法

拇指揉法　　　　　　　　中指揉法

图 4-2　揉法

【操作方法】

用指面、掌面、前臂等着力，做轻柔缓和的环旋运动。

【手法要领】

用力轻柔，紧贴皮肤，带动皮下组织，不与皮肤摩擦，频率约 80 次 / 分钟。

【手法特点】

柔和舒适。

【应用部位】

全身各部。

【手法作用】

舒筋活络，活血化瘀；宽胸理气，健脾和胃等。

（2）摩擦类

1）摩法。摩法分为掌摩法、指摩法等，如图 4-3 所示。

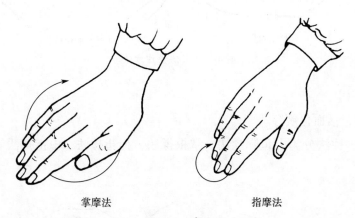

掌摩法　　　　　　　　　　　指摩法

图 4-3　摩法

【操作方法】

用指面、掌面在体表做轻柔缓和的环旋运动。

【手法要领】

腕部放松，用力轻柔，仅在体表摩擦，不带动皮下组织，频率约 80 次 / 分钟。

【手法特点】

轻柔舒适。

【应用部位】

面部、胸腹部等。

【手法作用】

舒筋活络，调和气血；健脾和胃，消积导滞等。摩腹时顺时针为泻法，逆时针为补法。

2）擦法。擦法分为大鱼际擦法、小鱼际擦法、掌擦法等，如图 4-4 所示。

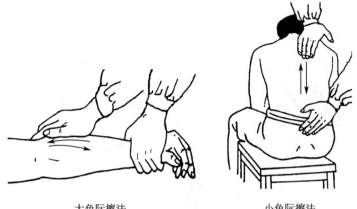

大鱼际擦法　　　　　　　　小鱼际擦法

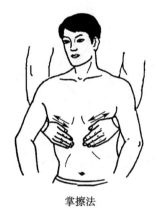

掌擦法

图 4-4　擦法

【操作方法】

用掌面、大鱼际、小鱼际等做直线往返摩擦，透热为度。

【手法要领】

直、长、匀。

【手法特点】

温热。

【应用部位】

肩背、腰骶、四肢等。

【手法作用】

温经通络，行气活血，消肿散结；宽胸理气，健脾和胃，温肾壮阳等。

3）推法。推法分为一指禅推法、掌推法、肘推法等，如图 4-5 所示。

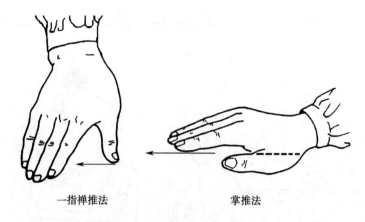

一指禅推法　　　　　　　　掌推法

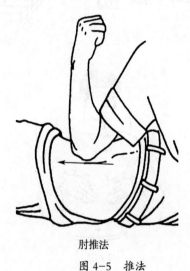

肘推法

图 4-5　推法

【操作方法】

　　用指面、掌面、肘尖等以较重力下压，做单方向直线向前的移动。一指禅推法的操作方法如图 4-6 所示。

【手法要领】

　　动作要稳，用力较重，速度缓慢。

【手法特点】

　　掌推法缓和舒适，一指禅推法和肘推法刺激较强。

【应用部位】

　　腰背、四肢等。

【手法作用】

　　舒筋活络，理顺筋脉，活血化瘀等。

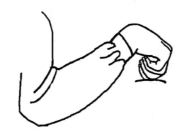

沉肩、垂肘、悬腕、手握空拳、拇指自然着力

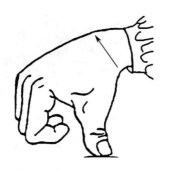

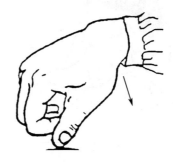

腕部向外摆动　　　　　　　　　　腕部向内摆动

图 4-6　一指禅推法操作方法

4）搓法（见图 4-7）

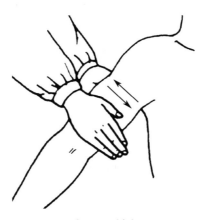

图 4-7　搓法

【操作方法】

双掌对称夹住肢体，相对用力做方向相反的快速搓揉，并上下往返。

【手法要领】

快搓慢移。

【手法特点】

轻快舒适。

【应用部位】

常用于四肢，尤其是上肢。

【手法作用】

舒筋活络，调和气血等。

5）抹法。抹法分为指抹法和掌抹法等，如图4-8所示。

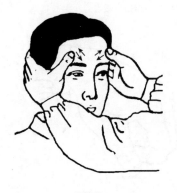 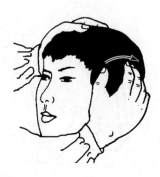

指抹法   掌抹法

图4-8 抹法

【操作方法】

双手拇指指面或掌面着力，紧贴体表，做上下或左右、直线或弧线、往返或不往返移动。

【手法要领】

用力要稳，缓慢或轻快，动作连贯。

【应用部位】

头面部、四肢等。

【手法作用】

镇静安神（用力重）或醒脑明目（用力轻），舒筋活络，调和气血等。

6）按法。按法分为指按法、掌按法、肘按法等，如图4-9所示。

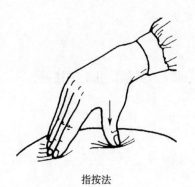

指按法   掌按法

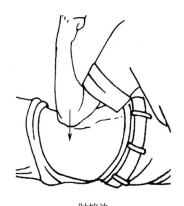

肘按法

图 4-9　按法

【操作方法】

指面、掌面、肘尖等放在某一部位或腧穴上，逐渐用力下压。

【手法要领】

要垂直向下压，用力由轻到重，稳而持续。

【手法特点】

刺激较强。常与揉法合用，组成按揉复合手法，刚柔相济。

【应用部位】

指按法多用于腧穴等，掌按法多用于腰背、四肢等。

【手法作用】

通经止痛，舒筋活络，矫正畸形等。

（3）振动类。振动类推拿手法有抖法、振法等。

● 抖法。抖法分为上肢抖法和下肢抖法，如图 4-10 所示。

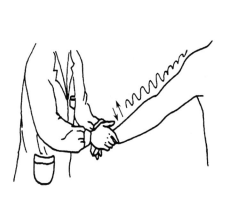

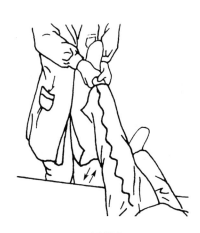

上肢抖法　　　　　　　　　　　　　下肢抖法

图 4-10　抖法

61

【操作方法】

双手握住肢体远端，稍用力做小幅度的上下快速抖动，使关节有松动感。

【手法要领】

幅度小，频率快。

【手法特点】

使关节有松动感。

【应用部位】

四肢，多用于上肢。

【手法作用】

舒筋活络，滑利关节，松解粘连等。

（4）挤压类

1）点法。点法分肘点法、拇指端点法和屈指点法（屈拇指点法、屈食指点法）等，如图4-11所示。

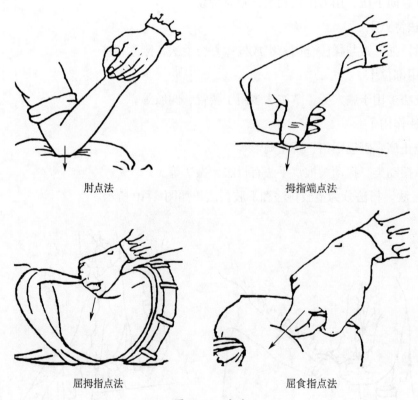

肘点法　　　　　　　　　　　拇指端点法

屈拇指点法　　　　　　　　　屈食指点法

图4-11　点法

【操作方法】

用肘尖、拇指端或屈曲的指间关节背侧按压腧穴。

【手法要领】

垂直向下按压，用力由轻到重，稳而持续。

【手法特点】

作用面积小，刺激强。

【应用部位】

腧穴，尤其是骨缝处的腧穴。

【手法作用】

通经止痛，调整脏腑功能等。

2）掐法

【操作方法】

用拇指指甲以重力按压腧穴。

【手法要领】

垂直向下按压，用力由轻到重，稳而持续。

【手法特点】

作用面积很小，刺激很强，以指代针。

【应用部位】

水沟、四缝等腧穴。

【手法作用】

掐水沟能开窍醒神，用于神志昏迷的急救等；掐四缝用于理疗疳积。

3）拿法（见图 4-12）。拿法分为三指拿法、四指拿法、五指拿法等。

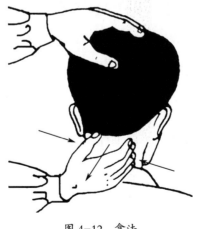

图 4-12　拿法

【操作方法】

拇指与其余手指相对，捏住某一部位或腧穴，逐渐用力内收并提起。

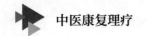

【手法要领】

腕部放松，指面着力，轻重交替，动作连贯。

【手法特点】

刺激较强。常与揉法合用，组成拿揉复合手法，刚柔相济，缓和刺激。

【应用部位】

三指拿法常用于腧穴，四指拿法常用于颈项、肩部、四肢等，五指拿法常用于头部。

【手法作用】

舒筋活络，通经止痛，镇静安神或醒脑明目等。

4）弹拨法。弹拨法分为拇指拨法、肘尖拨法等，如图 4-13 所示。

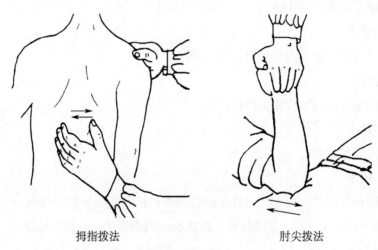

拇指拨法　　　　　　　　　　　肘尖拨法

图 4-13　弹拨法

【操作方法】

用拇指指面或肘尖等按压施术部位，再沿与软组织或经络走行方向垂直方向做来回拨动。

【手法要领】

拨动方向与软组织或经络走行方向垂直，速度缓慢，动作柔和，用力适度。

【手法特点】

刺激强，作用部位深。

【应用部位】

颈项、腰背、四肢等有条索状物或筋结处，或背部足太阳膀胱经等经脉。

【手法作用】

舒筋活络，松解粘连等。弹拨背部足太阳膀胱经有调整脏腑功能的作用，多用于保健推拿。

（5）叩击类

1）拍法。拍法分为虚掌拍法、指背拍法等，如图 4-14 所示。

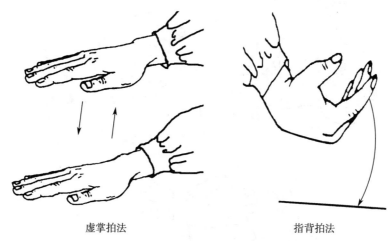

虚掌拍法　　　　　　　　　　　　　指背拍法

图 4-14　拍法

【操作方法】

用虚掌或手指有节奏地拍打体表，并发出清脆的响声。

【手法要领】

腕关节放松，拍打要有节奏，快速提起，响声要清脆。

【手法特点】

可使局部充血。

【应用部位】

腰背、四肢等。

【手法作用】

舒筋活络，调和气血等。

2）叩法。叩法分为空拳叩法、指叩法、小鱼际叩法等，如图 4-15 所示。

【操作方法】

用空拳、小鱼际侧或指端轻轻击打体表。

【手法要领】

用力较轻，击打有节奏，快速提起，多有响声。

【手法特点】

轻快舒适。

【应用部位】

肩部、腰背、四肢等。

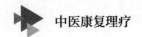

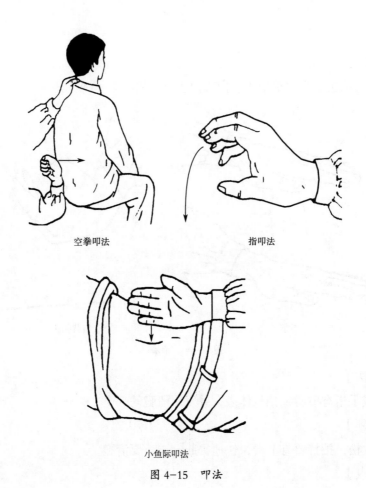

空拳叩法　　　　　　　　　指叩法

小鱼际叩法

图 4-15　叩法

【手法作用】

舒筋活络，调和气血等，多用于保健推拿。

（6）运动关节类

1）摇法。摇法分为颈部摇法、腰部摇法、四肢关节摇法（见图 4-16）等。

【操作方法】

分别握（扶）住被摇关节的近端和远端肢体，以被摇关节为支点，使肢体远端做缓和的环旋运动。

【手法要领】

用力要稳，动作缓和，幅度由小到大，且不能超过被摇关节的生理活动范围。

【应用部位】

颈部、腰部及四肢关节。

【手法作用】

舒筋活络，松解粘连，滑利关节，整复错位等。

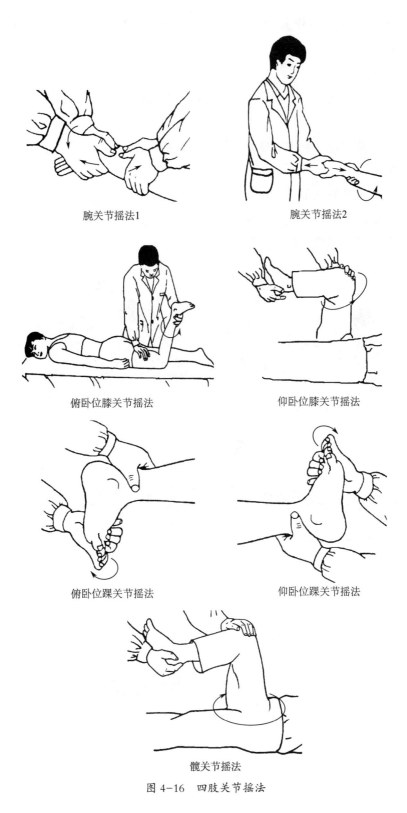

腕关节摇法1 腕关节摇法2

俯卧位膝关节摇法 仰卧位膝关节摇法

俯卧位踝关节摇法 仰卧位踝关节摇法

髋关节摇法

图 4-16 四肢关节摇法

2）拔伸法。拔伸法分为颈椎拔伸法、腰椎拔伸法、四肢关节拔伸法等，如图4-17所示。

【操作方法】

分别握（扶）住关节的近端和远端肢体，向相反方向牵拉。

【手法要领】

动作缓和，用力由轻到重，稳而持续，以受术者耐受为度。

【应用部位】

颈部、腰部及四肢关节。

【手法作用】

舒筋活络，整复错位，拉宽椎间隙，松解粘连等。

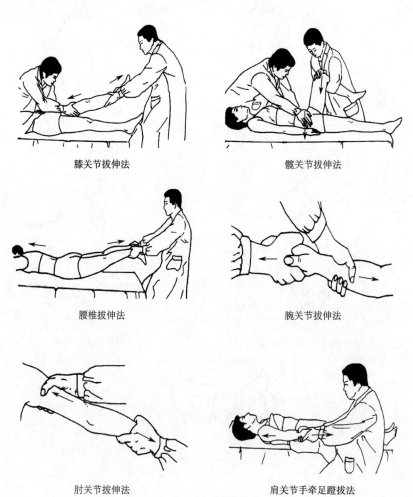

膝关节拔伸法　　　　　　　　　　　　　髋关节拔伸法

腰椎拔伸法　　　　　　　　　　　　　腕关节拔伸法

肘关节拔伸法　　　　　　　　　　　　肩关节手牵足蹬拔法

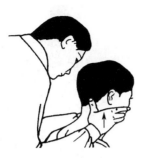

颈椎掌托拔伸法

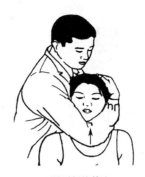

颈椎肘托拔伸法

图 4-17　拔伸法

3）扳法。扳法分为颈椎扳法、胸椎扳法、腰椎扳法、四肢关节扳法等，如图 4-18 所示。

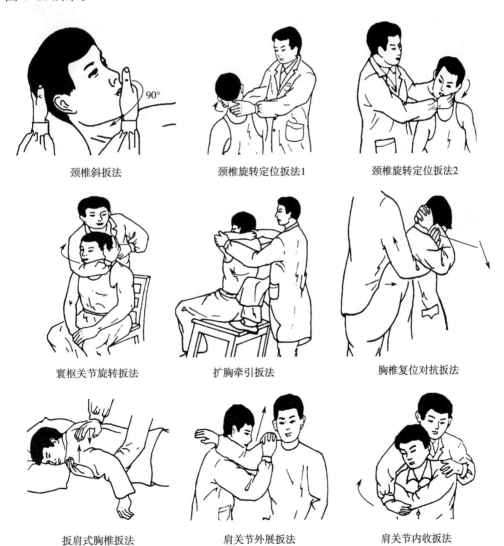

| 颈椎斜扳法 | 颈椎旋转定位扳法1 | 颈椎旋转定位扳法2 |

| 寰枢关节旋转扳法 | 扩胸牵引扳法 | 胸椎复位对抗扳法 |

| 扳肩式胸椎扳法 | 肩关节外展扳法 | 肩关节内收扳法 |

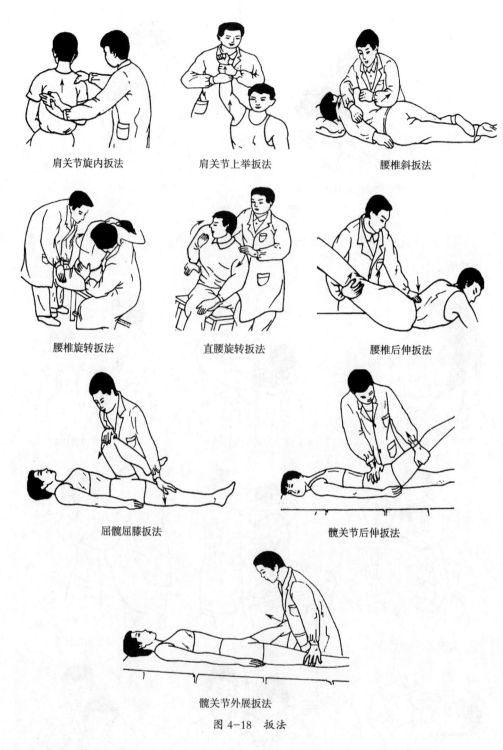

肩关节旋内扳法　　　　肩关节上举扳法　　　　腰椎斜扳法

腰椎旋转扳法　　　　直腰旋转扳法　　　　腰椎后伸扳法

屈髋屈膝扳法　　　　　　髋关节后伸扳法

髋关节外展扳法

图4-18　扳法

【操作方法】

双手向相反方向用力扳动关节，使关节旋转或伸展。

【手法要领】

稳、准、巧、快。

【应用部位】

颈椎、胸椎、腰椎及四肢关节。

【手法作用】

整复错位，滑利关节，松解粘连，舒筋活络等。

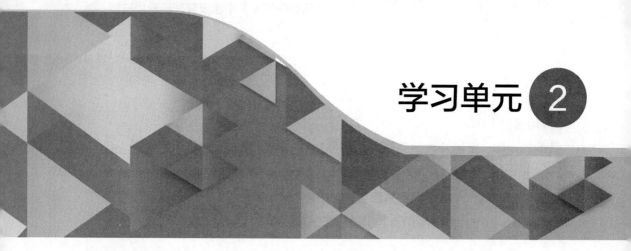

拔罐

一、拔罐基础知识

1. 概述

拔罐法古称角法，是一种以罐为工具，用燃火、抽气等方法排出罐内空气以形成负压，使罐吸附于皮肤，使局部皮肤充血、瘀血以防治疾病的方法。

2. 特点

简便安全、广泛适用、疗效稳定。

3. 作用

温经通络，行气活血，祛风散寒，吸毒拔脓。

4. 适应证

拔罐适用于感冒，发热，咳嗽，哮喘，胃痛，腹痛，腹泻，急、慢性软组织损伤，风湿痹痛，落枕，痛经，闭经，肥胖，痤疮，荨麻疹，面瘫等100多种病症。

5. 罐的种类和优缺点

（1）竹罐（见图4-19）。竹罐制作简便，轻巧价廉，不易摔碎，适于煎煮，易燥裂、漏气，吸拔力不大。

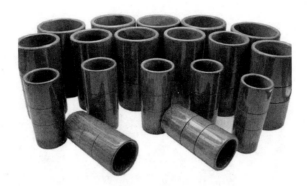

图 4-19　竹罐

（2）陶瓷罐（见图 4-20）。陶瓷罐密封性好，吸拔力强，罐具笨重，落地易碎。

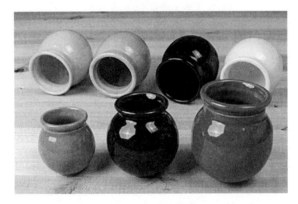

图 4-20　陶瓷罐

（3）玻璃罐（见图 4-21）。玻璃罐质地透明，便于观察，容易破碎。

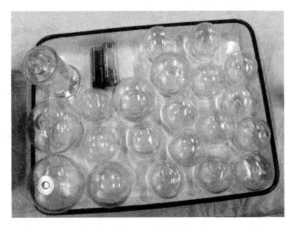

图 4-21　玻璃罐

（4）抽气罐（见图4-22）。抽气罐操作简便，可避免烫伤，适用范围广，吸力可调节，无温热刺激作用。

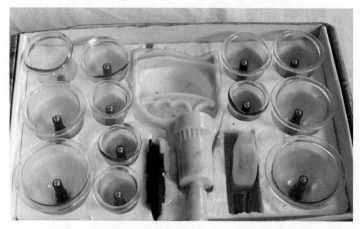

图 4-22　抽气罐

二、拔罐疗法

1. 吸拔方式

（1）火罐法

1）闪火法（见图4-23）。闪火法即用镊子夹一个酒精棉球，用火将酒精棉球点燃后迅速在罐内绕1~3圈，快速撤出，立即将罐扣在施术处。

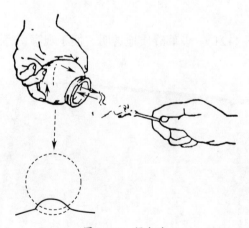

图 4-23　闪火法

2）投火法（见图4-24）。投火法即将点燃的酒精棉球投入罐内，迅速将罐扣在施术处。

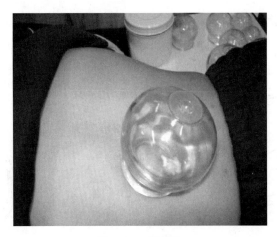

图 4-24　投火法

（2）水罐法。水罐法即先将罐具放在锅内加水煮沸，使用时将罐子倾倒用镊子夹出，甩去水液，或用折叠的毛巾紧扣罐口，趁热扣在施术处。水罐法一般使用竹罐。

（3）抽气法。抽气法即将抽气罐紧扣在施术处，抽出罐内空气。

2. 拔罐方法

（1）留罐法（见图 4-25）。留罐法又称坐罐法，是最常用的拔罐方法。留罐法一般将罐具留置于施术部位 10 ~ 15 分钟。留罐法可根据病变范围采用单罐或多罐。

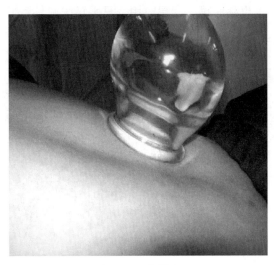

图 4-25　留罐法

（2）走罐法（见图 4-26）。走罐法又称推罐法、飞罐法，即在罐口或施术部位涂上适量的润滑介质，施术者用手推动罐具在皮肤上滑动。走罐法适用于面积较大、肌肉丰厚结实的部位，如腰背、大腿等。

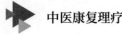
（3）闪罐法。闪罐法即罐具拔上后，立即起下，反复吸拔多次，至皮肤潮红为止，适用于肌肉较松弛、吸拔不紧或留罐有困难处，及局部皮肤麻木或功能减退的虚证者。

（4）针罐法（见图4-27）。针罐法即针刺留针时，将罐拔在以针为中心的部位，留罐10～15分钟，起罐取针。针罐法在临床上较为常用。

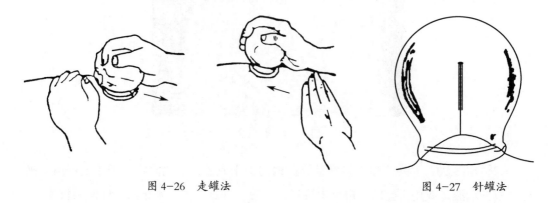

图 4-26　走罐法　　　　　　　　　　图 4-27　针罐法

（5）刺络拔罐法。刺络拔罐法也称刺血拔罐法，是指用梅花针或三棱针等在肢体局部刺络出血，然后拔罐的一种拔罐法，多用于急、慢性组织损伤，痤疮，神经性皮炎，皮肤瘙痒症，哮喘等。

3. 起罐方法

起罐（见图4-28）也称脱罐。起罐时用一只手轻按罐具，另一只手将罐口处的皮肤轻轻按下，或将罐具进气阀拉起，使空气进入罐内。

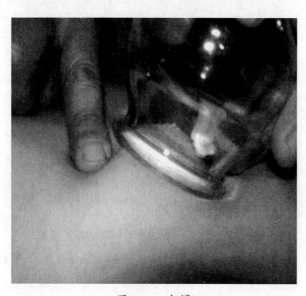

图 4-28　起罐

三、拔罐注意事项

1. 拔罐时要选择适当的部位，一般选肌肉丰厚部位，骨骼凸凹不平、毛发较多的部位不适合拔罐。

2. 根据所拔部位的面积选择适宜的罐具，操作时应迅速。

3. 用火罐法和水罐法时勿灼伤或烫伤皮肤。

4. 皮肤有过敏、水肿、溃疡和大血管分布部位，不宜拔罐。高热抽搐者、孕妇的腰骶部及腹部不宜拔罐。

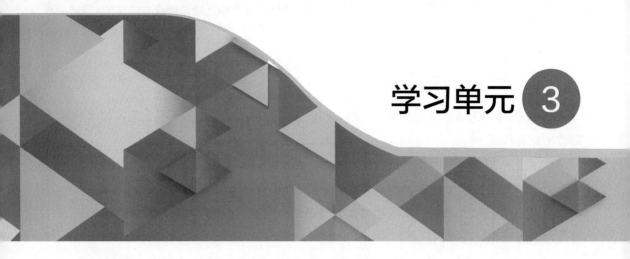

学习单元 3

艾灸

一、艾灸基础知识

艾灸是以艾绒为主要燃烧材料，烧灼、熏熨或刺激体表的一定部位或腧穴以防治疾病的方法。

艾灸经济简便，适应证广，具有防病保健、温经散寒、扶阳固脱、消瘀散结、引热下行等作用。

二、艾灸准备

1. 做好环境、心理准备

艾灸过程中，需要使室内温度维持在 20 ℃左右，每隔 3 小时要开窗通风一次，及时让艾灸产生的烟雾散出去。艾灸时，受术者身体的毛孔处于张开的状态，很容易受到寒气侵袭，因此，艾灸前需要做好受术者的保暖工作。

艾灸前应与受术者做好沟通，使受术者维持平稳的心态，积极配合施术者进行理疗，消除不必要的顾虑和恐惧。

2. 了解受术者身体状况

受术者的年龄和身体状况会影响艾灸的时长，例如身体虚弱的受术者需要艾灸更长时间,因此提前了解受术者身体状况有助于确保艾灸的理疗效果。女性月经期、孕期不能艾灸腹部和腰部,有肢体麻木、感知障碍等情况的受术者不能长时间进行艾灸。

三、艾灸的分类与操作

1. 艾炷灸

(1)直接灸(见图 4-29)。直接灸即将艾炷直接放置在皮肤上点燃施灸的方法,分为无瘢痕灸、瘢痕灸。

(2)间接灸。间接灸包括隔姜灸、隔蒜灸、隔盐灸、隔附子饼灸等。

1)隔姜灸(见图 4-30)。隔姜灸即将鲜生姜切成直径 20~30 毫米、厚 2~3 毫米的薄片,用针在姜片中间刺数孔,将艾炷放置在姜片上,再把姜片置于施灸处,点燃艾炷施灸的方法。

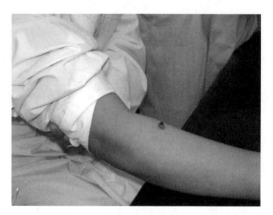

图 4-29 直接灸

2)隔蒜灸(见图 4-31)。隔蒜灸即将鲜蒜瓣切成 2~3 毫米的薄片,用针在其中间刺数孔,将蒜片放在施灸处,上置艾炷,点燃施灸的方法。

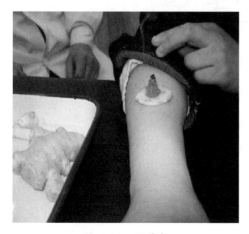

图 4-30 隔姜灸

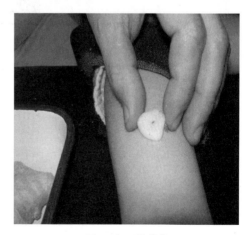

图 4-31 隔蒜灸

2. 艾条灸

艾条灸为悬灸,包括温和灸、雀啄灸、回旋灸。

（1）温和灸（见图4-32）。温和灸即将艾条的一端点燃，对准应灸的腧穴或患处，距离皮肤1~2厘米进行熏烤的方法。

（2）雀啄灸（见图4-33）。雀啄灸即将艾条的一端点燃，对准应灸的腧穴或患处忽近忽远熏烤的方法。

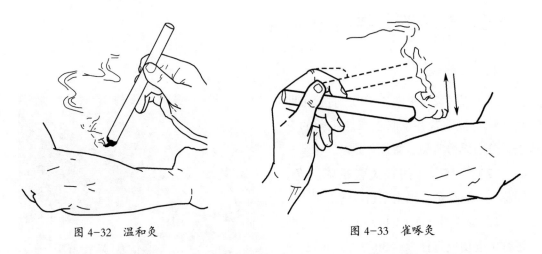

图4-32　温和灸　　　　　　　　　　　　　图4-33　雀啄灸

（3）回旋灸（见图4-34）。回旋灸即将艾条点燃的一端与施灸部位的皮肤保持一定的距离，左右来回移动或反复旋转施灸的方法。

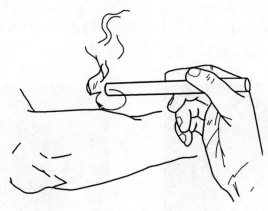

图4-34　回旋灸

3. 实按灸

实按灸是指将艾条（一般为用药艾条）点燃后，隔着数层布或绵纸，紧按在腧穴上施灸的方法。太乙针灸、雷火针灸等属于实按灸。

4. 温针灸

温针灸（见图4-35）是针法与灸法的结合，针刺得气后，将针留置腧穴内，在针柄上穿置一段长 1～2 厘米的艾条点燃施灸，或在针尾上搓捏少许艾绒点燃施灸。

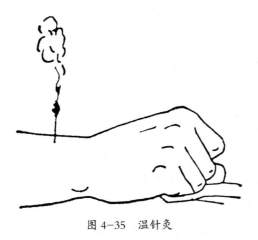

图 4-35　温针灸

5. 温灸器灸

温灸器灸即用温灸器（见图 4-36）在腧穴处或患处施灸的一种方法。

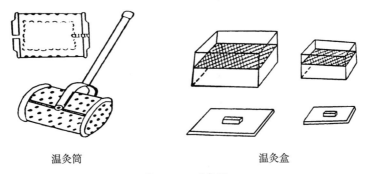

温灸筒　　　　　　　　　　温灸盒

图 4-36　温灸器

四、艾灸注意事项及禁忌证

1. 艾灸注意事项

（1）施灸顺序。施灸顺序应为先上后下、先背后腹、先头部后四肢、先阳经后阴经。

（2）施灸强度。施灸时，壮数（艾炷的多少）由少渐多。针对慢性病的艾灸一般疗程长、灸量大，针对急性病的艾灸一般疗程短、灸量小。施灸强度应根据受术者体质、年龄、施灸部位、病情等因素综合考虑。

（3）施灸安全。施灸时注意防火，防止烧烫伤。

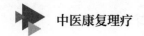中医康复理疗

2．艾灸禁忌证

（1）颜面、乳头、大血管等处不宜采用直接灸，关节活动部位不宜采用瘢痕灸。

（2）空腹、过饱、极度疲劳和恐惧艾灸者，慎用艾灸。

（3）孕妇的腹部和腰骶部不宜施灸。

五、灸后处理

施灸后，局部皮肤微红灼热为正常现象，无须处理。

若施灸过量，时间过长，局部出现水疱，小者可自行吸收；大者用消毒后的毫针刺破放出水液，涂以甲紫（龙胆紫）。

瘢痕灸后的灸疮化脓期间，应提醒受术者切勿用手搔抓疮面，可盖以消毒敷料以保护痂皮，并保持清洁，防止感染。

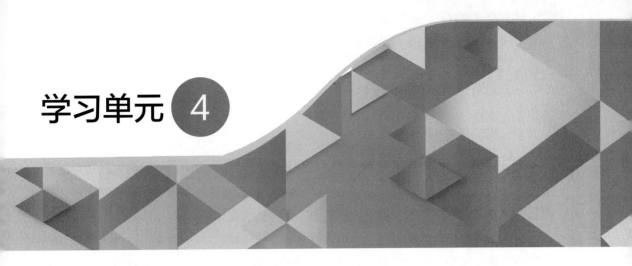

学习单元 4

贴敷

一、贴敷基础知识

1. 概述

贴敷疗法以中医经络学说为理论依据，用水、醋、酒、蛋清、蜂蜜、植物油、清凉油、药液甚至唾液等将研磨成细末的药物调成糊状，或用呈凝固状的油脂（如凡士林等）、黄醋、米饭、枣泥将药末制成软膏、丸剂或饼剂，或将中药汤剂熬成膏状，或将药末撒于膏药上，贴敷于腧穴、患处，以理疗疾病的一种无创伤腧穴疗法。

2. 特点

（1）直接使用，适应证广。

（2）用药安全，诛伐无过。

（3）取材广泛，价廉药俭。

（4）简单易学，便于推广。

（5）疗效确切，无创无痛。

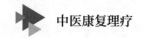

二、贴敷准备

1. 药物的选择

《理瀹骈文》中提到，"外治之理，即内治之理，外治之药，亦即内治之药，所异者法耳"。在贴敷时常选用补阴壮阳、益气活血、温经通络、引邪外出的药物，以达到增强人体正气，驱除邪气，提高抗病能力，预防疾病发作的目的。

与内服药物相比，贴敷还会选用有以下特点的药物。

（1）通经走窜、开窍活络类药物。这类药物有芳香通络作用，能够率领群药开结行滞，直达病所，拔病外出。例如，冰片、麝香、丁香、薄荷、樟脑、皂角、乳香、没药、花椒、肉桂、细辛、白芷、葱白、韭菜籽。此类药物易耗伤人体气血，不宜过量使用。

（2）刺激发疱类药物。这类药物对皮肤具有一定的刺激作用，可使局部皮肤充血、起疱，能够较好地发挥刺激腧穴作用，以达到调节经络脏腑功能的效果。例如，白芥子、毛茛、蒜泥、生姜、甘遂、威灵仙。

（3）气味俱厚的药物。"膏中用药味，必得气味俱厚者方能得力。"气味俱厚的药物有生半夏、附子、川乌、草乌、生南星、苍术、牵牛、番木鳖、大戟等。此类药物药力峻猛，应注意掌握用量及贴敷时间，不宜用量过人，贴敷时间也不宜过长。

2. 赋形剂的选择

赋形剂能够帮助药物附着，促进药物的渗透吸收，赋形剂选用适当与否直接关系到保健理疗的效果。

常用赋形剂有水、酒、醋、生姜汁、蒜泥、蜂蜜、凡士林等。此外，还可针对病情以药物的浸剂作为赋形剂。

（1）生姜汁。生姜性味温、辛，升腾发散而走表，能发表、散寒、温中、止呕、开痰、解毒。

（2）水。水可将药粉调为散剂、糊剂、饼剂等，既能使贴敷的药物保持一定的湿度，又有利于药物附着和渗透。

（3）酒（白酒或黄酒）。酒性大热，味甘、辛，能活血通络、祛风散寒、行药势、矫味矫臭。用酒调和贴敷药物可起到行气、通络、消肿、止痛等作用，促使药物更好地渗透吸收以发挥作用。

（4）醋。醋性味温、酸苦，具有引药入肝、理气、止血、行水、消肿、解毒、散瘀止痛、矫味矫臭作用。用醋调和贴敷药物可起解毒、化瘀、敛疮等作用。

3. 剂型的选择

常见的贴敷药物的剂型有散剂、糊剂、饼剂、软膏剂、涂膜剂、贴膏剂、药袋等。

（1）散剂（见图 4-37）。散剂是将药物研为极细粉末，过 80 ~ 100 目筛，混合均匀后，用水调和成团，根据具体需要，涂在不同大小的胶布面上，直接贴敷于腧穴上的剂型。

（2）糊剂（见图 4-38）。糊剂是在粉碎过筛的药末中加入酒、醋、生姜汁、水等赋形剂调为糊状，贴敷于腧穴上，外用纱布、胶布固定的剂型。糊剂可使药物缓慢释放，延长药物作用的时间，缓和药物毒性。

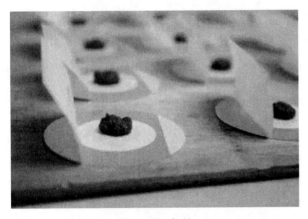

图 4-37　散剂

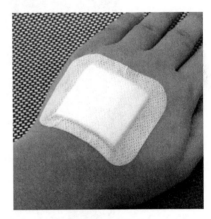

图 4-38　糊剂

（3）饼剂（推荐）。饼剂是将药物粉碎研细过筛后，加入适量黏合剂搅拌均匀，压制成小饼状，贴敷于腧穴上的剂型。有些药物本身具有黏稠性，也可直接捣成饼状贴敷。饼剂使用量应根据疾病轻重和腧穴所在的部位而定。

（4）软膏剂。软膏剂是将药物粉碎过细筛或提取浓缩后，加入适宜的赋形剂调匀并熬成膏状，使用时摊贴于腧穴上的剂型。

（5）涂膜剂。涂膜剂是将高分子成膜材料及药物溶解在有机溶剂中制成的可涂布成膜的外用液体制剂，使用时涂于皮肤特定腧穴上。

（6）贴膏剂（见图 4-39）。贴膏剂采用高分子材料作为基质而制成，具有药物容量高，剂量准确，透皮性、贴敷性、保湿性好，贴着舒适，不污染衣物等特点。

（7）药袋（见图 4-40）。将药物粉碎过细筛后放入布袋，混以水、醋、酒或其他赋形剂制成药袋，放笼上蒸热后，趁热放于腧穴上，冷后更换。

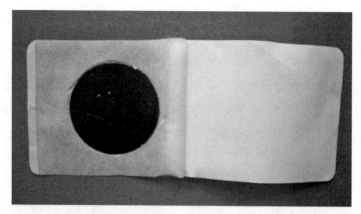

图 4-39 贴膏剂

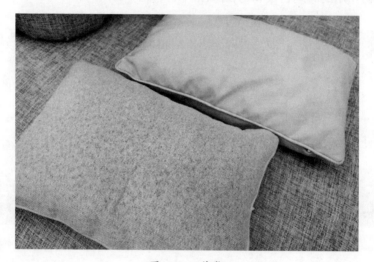

图 4-40 药袋

三、贴敷操作

1．选择腧穴

贴敷的腧穴选择以脏腑经络理论为基础，根据不同疾病、腧穴的特性，通过辨病辨证，合理选取相关腧穴，组成处方进行应用。实际操作时，可单选，亦可合选，需要灵活掌握，力求少而精。

（1）局部取穴（主要取穴方法）。可以根据疾病特点，选择疾病部位或者临近的腧穴，如哮喘取定喘、风门、肺俞、膻中等。

（2）循经远取。循经远取指根据中医经络循行线路选取远离疾病部位的腧穴，如贴敷足三里理疗慢性胃炎等。

（3）经验选穴。经验选穴即施术者根据经验选取腧穴。

2. 选择体位

根据所选腧穴，施术者应指导受术者采取适当体位，使药物能贴敷稳妥。

3. 贴敷局部皮肤的准备

贴敷前要对局部皮肤进行消毒。贴敷前，定准腧穴后，通常用温水将局部皮肤洗净，或用医用酒精棉球进行局部消毒。

4. 确定贴敷时间

贴敷时间多依据选用的药物、受术者体质情况而定，以受术者耐受为度。

对于老年人、小儿、体质偏虚者贴敷时间可以适当缩短。

贴敷期间若受术者出现皮肤过敏，有难以耐受的瘙痒、疼痛感觉，应该立即终止贴敷。

四、贴敷的注意事项

1. 贴敷期间禁食生冷、辛辣刺激食物。贴敷药物后注意局部防水。

2. 对胶布过敏者，可选用低过敏胶带或用绷带固定贴敷药物。

3. 小儿皮肤娇嫩，不宜用刺激性太强的药物，贴敷时间也不宜太长。

4. 对于残留在皮肤上的药膏等，不宜用汽油或肥皂等有刺激性的物质擦洗，可用消毒棉球蘸温水、医用酒精擦拭。

5. 敷完药 6 小时后才可洗澡，洗澡时一定要用温水。皮肤破损者不宜洗澡。

6. 贴敷部位皮肤有创伤、溃疡、感染或有较严重的皮肤病者，禁止贴敷。

7. 颜面五官部位、关节、心脏及大血管附近，慎用贴敷，不宜用刺激性太强的药物，避免发疱遗留瘢痕，影响容貌或活动功能。

8. 以下人群不宜贴敷

（1）孕妇、准备受孕妇女。

（2）热病患者。

（3）支气管扩张症合并咳血者。

（4）有糖尿病、血液病、严重心肝肾功能障碍者。

（5）获得性免疫缺陷综合征（艾滋病）、结核病或其他传染病患者。

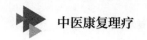

五、贴敷后的正常反应及防护

贴敷后局部皮肤出现潮红、轻微红肿、小水疱、微痒、烧灼感、色素沉着等情况，均为药物正常刺激作用下的反应，无须做特殊处理。应注意保持贴敷处局部皮肤干爽，不要搓、抓，也不要使用洗浴用品及涂抹其他止痒药品，防止对皮肤的进一步刺激。

六、贴敷后的异常情况及处理措施

1. 如贴敷处有烧灼或针刺样剧痛，难以忍受，可提前揭去药物，及时终止贴敷。

2. 若出现皮肤过敏可外涂抗过敏药膏，若出现范围较大、程度较重的皮肤红斑、水疱、瘙痒现象，应立即停药，进行对症处理。出现全身性皮肤过敏症状者，应及时到医院就诊。

3. 可在小水疱表面涂以甲紫（龙胆紫）溶液或任其自然吸收，注意避免局部刺激；若水疱体积大，或水疱中有脓性分泌物，或出现皮肤破溃、露出皮下组织、出血等现象，应及时到医院就诊。

学习单元 ⑤

刮痧

一、刮痧基础知识

刮痧是以脏腑经络理论为指导，用刮痧器具刮拭经络腧穴处皮肤，达到养生保健及康复效果的一种物理疗法，是传统的自然疗法、非药物疗法及中医外治法之一。

二、刮痧疗法的作用

1. 调整阴阳。
2. 活血祛瘀。
3. 舒筋通络。
4. 排除毒素。
5. 预防保健。

三、刮痧器具

水牛角或玉石材质的刮板（见图 4-41）是常用的刮痧器具，一般加工为长方形，边缘光滑，四角钝圆，有厚边（凹弧形）、薄边（凸弧形）和棱角。

刮板的持板方法如下：用手握住刮板，刮板的底边横靠在手掌心，大拇指与其余四指呈弯曲状，分别放在刮板两侧。

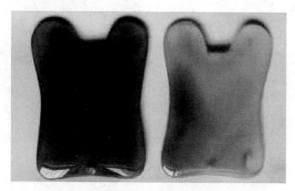

图 4-41　刮板

四、刮痧介质

为了减小刮痧时的阻力，避免皮肤擦伤和增强疗效，在刮痧时常使用某些介质作为刮痧工具与人体表面之间的润滑剂。常用的刮痧介质有水、植物油、刮痧油、活血润滑剂、液体石蜡、滑石粉等。其中水一般用凉开水或温开水，植物油可用芝麻油（香油）、菜油、橄榄油、花生油等，活血润滑剂有活血润肤脂和刮痧活血剂两种。

五、刮痧手法

1. 刮法

刮法即以刮板的薄边、厚边和棱角在施术部位进行直行或横行的反复刮拭的手法。刮法分为面刮法和角刮法。

（1）面刮法。面刮法即用刮板的1/3边缘接触皮肤，刮板向刮拭的方向倾斜30°～60°角，以45°角应用最为广泛，利用腕力多次以一定刮拭长度向同一方向刮拭。这种手法适用于刮拭身体较为平坦部位的经络和腧穴。颈、背、腹、上肢部从上向下刮拭，胸部从内向外刮拭。

（2）角刮法。角刮法即用刮板棱角在腧穴处自上而下刮拭，刮板面与刮拭皮肤呈45°角。这种刮法多用于肩贞、中府、云门等腧穴。

2. 揉法

揉法即以刮板的薄边、厚边和棱角在施术部位进行前后左右、内旋或外旋揉动刮拭的手法。揉法分为边揉法和角揉法。

（1）边揉法。边揉法即用刮板厚边着力于施术部位，随腕的回旋揉动刮拭的手法，应避免触打或跳跃。此法适用于全身各部位，局部操作以 20 ~ 30 次或 5 ~ 10 分钟为宜。

（2）角揉法。角揉法即以刮板厚边棱角着力于施术部位，进行回旋摆动刮拭的手法。角揉法常用于对脏腑有强健作用的腧穴，如合谷、足三里、内关，以及项背、腰部痛点。

3. 推法

推法是以刮板厚边棱角在施术部位稍施压力，做单方向直线推移运动的手法。

4. 按法

按法是以刮板厚边棱角侧面着力于施术部位，逐渐施力，按而留之的手法。该手法适用于软组织和骨骼凹陷部位。

5. 点法

点法是以刮板棱角着力于施术部位，用力按压深层组织的手法。

6. 拍法

拍法是以刮板面拍击施术部位的手法。此手法常用于肩背部、腰部及上下肢肘窝和腘窝。操作中不宜用暴力，小儿及年老体弱者慎用此手法。

7. 颤法

颤法是以刮板厚边棱角按在施术部位，腕部做连续性快速而细微颤抖动作的手法。该手法适用于头部、腹部及四肢关节缝隙。

8. 啄法

啄法是以刮板厚边棱角着力于施术部位，腕关节屈伸摆动带动刮板啄击的手法。该手法主要适用于背部、臀部深部腧穴，可刺激腧穴、兴奋神经、调和气血。手法施力的大小应根据受术者的体质、病情和施术部位而定，如头部应用力轻、幅度小、频率高，背部则幅度大、频率低。

9. 摩法

摩法是以刮板面或厚边棱角着力于施术部位，以腕关节为中心，做有节奏的环旋运动的手法。

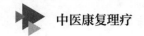

10. 擦法

擦法是以刮板面紧贴于施术部位，做直线往返运动，产生热量并使热量向身体深部透入的手法。

11. 叩击法

叩击法是以刮板厚边用力、快速、垂直地击打施术部位，产生较强烈的冲击感的手法，主要用于肩背和下肢。有严重心脏疾病的受术者及体虚者慎用该手法。

六、刮痧技术要领

1. 速度均匀、力度一致

刮痧时除向刮拭方向用力外，更重要的是要有按压力。由于经脉和腧穴在人体有一定的深度，只有刮拭的作用力传导到深层组织，才有理疗作用。每次刮拭应速度均匀、力度一致，不要忽轻忽重、头轻尾重或头重尾轻。

2. 点、面、线相结合

以疏通调整经络为主，针对重点腧穴加强为辅。经络、腧穴相比较，经络为重，刮拭时重点是找准经络，宁失其穴，不失其经。

3. 刮拭应有一定长度

在刮拭经络时，应有一定的刮拭长度，如需要理疗的经脉较长，可分段刮拭。

七、不同部位的刮痧操作

1. 头部

（1）刮拭头部两侧。
（2）刮拭前头部。
（3）刮拭后头部。
（4）刮拭全头。

2. 面部

（1）刮拭前额部。

（2）刮拭两颧部。

（3）刮拭下颌部。

3. 颈部

（1）刮拭颈部正中线（督脉颈部循行部分），从哑门至大椎。

（2）刮拭颈部两侧至肩，从风池至肩井。

4. 背部

（1）刮拭背部正中线，从大椎至长强。

（2）刮拭背部两侧，主要刮拭背部足太阳膀胱经循行的第一侧线和第二侧线。

5. 胸部

（1）刮拭胸部正中线。

（2）刮拭胸部两侧，从正中线由内向外刮。

6. 腹部

（1）刮拭腹部正中线（腹部任脉循行部分）。

（2）刮拭腹部两侧。

7. 四肢

（1）从上向下刮拭上肢内侧、外侧。

（2）从上向下刮拭下肢内侧、前侧、外侧、后侧。

8. 膝关节

（1）先用刮板的棱角点按深陷内膝眼、犊鼻，再向外刮出。

（2）刮拭膝关节以上部分（从伏兔经阴市至梁丘），刮拭膝关节以下部分（从犊鼻至足三里）。

（3）刮拭膝关节内侧。

（4）刮拭膝关节外侧。

（5）刮拭膝关节后面。

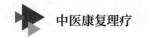

八、刮痧的禁忌及注意事项

1. 刮痧的适应证与禁忌证

（1）刮痧的适应证

1）内、外、妇科疾病。感冒、咳嗽、哮喘、支气管炎、呃逆、呕吐、胃痛、胆囊炎、腹痛、泄泻、便秘、眩晕、惊悸、肋间神经痛、三叉神经痛、单纯性肥胖、癃闭、遗精、面部黄褐斑、前列腺疾病、发热、颈椎病、落枕、肩周炎、关节扭伤、足跟痛、扁平疣、带状疱疹、痤疮、斑秃、乳腺小叶增生、产后缺乳、痛经、月经不调、闭经、崩漏、带下病、慢性盆腔炎、更年期综合征等。

2）儿科、五官科疾病。小儿肌性斜颈、小儿麻痹后遗症、痄腮、小儿遗尿、小儿腹泻、小儿发热、近视、耳鸣、耳聋、鼻渊、鼻衄、慢性鼻炎、咽喉肿痛等。

（2）刮痧的禁忌证

1）部位禁忌。妇女的乳头及妊娠期、月经期的腹部、腰骶部；皮肤局部有感染、疮疖、溃疡、瘢痕、肿瘤、严重过敏处，外伤骨折处；小儿囟门未合者的头颈部；五官、二阴、肚脐等部位禁刮痧。骨骼凸起处、大血管显现处、尿潴留受术者的小腹部，下肢静脉曲张、水肿处慎刮痧。若受术者有下肢静脉曲张，刮拭时应从下向上，用轻手法刮。

2）受术者禁忌。有出血倾向的血液病患者；传染性疾病患者；心力衰竭、肾衰竭、肝硬化腹水等脏器严重受损的受术者；过饥、过饱、过渴、过劳、重病、大病初愈、气血亏虚、醉酒者禁刮痧。年老体弱、久病、消瘦者慎刮痧。

2. 刮痧选经取穴原则

（1）经脉的选择。根据病症所在部位及所属脏腑，选取相应的经脉刮拭。如半身不遂，选取手三阳经（手阳明大肠经、手太阳小肠经、手少阳三焦经）和足三阳经（足阳明胃经、足太阳膀胱经、足少阳胆经）在体表的循行路线刮拭；急性腰扭伤，选取背部足太阳膀胱经循行路线刮拭；恶心、呕吐，选取手厥阴心包经和足阳明胃经循行路线刮拭等。

（2）腧穴（部位）的选择

1）近部取穴。近部取穴即根据每一个腧穴都能理疗该穴所在部位和邻近处的脏腑组织器官病症的特点，在病症部位或邻近处选取腧穴。另外，在病痛部位或阳性反应点取穴，也属于近部取穴。

2）远部取穴。远部取穴又称循经取穴，即根据某些腧穴不仅能理疗该穴所在部位和邻近处脏腑组织器官病症，还能理疗该穴所在经脉较远处脏腑组织器官病症的特点选取腧穴。

3）对症取穴。对症取穴又称辨证取穴、经验取穴。

3. 刮痧的注意事项

（1）刮痧后注意保暖，饮热水。

（2）刮痧后洗浴的时间。刮痧后当天不宜洗澡。

（3）晕刮的预防和处理。应随时观察受术者状态，万一发生晕刮应立即停止刮痧，叮嘱受术者躺平，还可点揉百会、水沟、涌泉等，一般片刻即可恢复。

（4）不可片面追求出痧。

培训任务 5

常见病的中医康复理疗

颈椎病

一、颈椎病基础知识

1. 定义

颈椎病是指颈椎间盘退变及颈椎骨质增生，刺激或压迫邻近的脊髓、神经根、血管及交感神经而引起颈、肩、上肢的一系列复杂症状的疾病。

一般将颈椎病分为颈型、神经根型、脊髓型、椎动脉型、交感型和混合型6型。

本病属于中医学的项痹病、项筋急、项肩痛、眩晕等范畴。

2. 病因病机

本病多因肾气不足，卫阳不固，风寒湿邪乘虚而入，或因跌仆损伤、动作失度及长期劳损，导致颈部经脉闭阻，气血运行不畅而致。

3. 辨证

颈椎病中医临床表现多种多样，有的主要表现为颈、肩、上肢疼痛、麻木，有的主要表现为眩晕，有的主要表现为萎软无力，还有的表现为心痛、胃痛、恶心、呕吐、气喘等，根据临床表现，颈椎病可分为痹证类、眩晕类、痿证类等。痹证类多为颈型、神经根型颈椎病；眩晕类多为椎动脉型颈椎病；痿证类多为脊髓型颈椎病。

二、理疗方法

1. 推拿理疗

（1）松解。受术者取坐位。

1）用一指禅推法松解受术者颈项两旁的软组织，由上而下操作 5 分钟左右。

2）用单手或双手捏拿受术者颈后、颈两侧及肩部的肌肉，反复 3~5 遍；随后用滚法放松受术者的颈肩部、上背及上肢的肌肉 5 分钟左右。

（2）点穴止痛。用拇指点按风池、风府、肩井、天宗、曲池、手三里、合谷等腧穴，以酸胀为度。

（3）理筋整复。采用端提运摇法、颈椎旋转定位扳法等进行理筋整复。

（4）整理

1）拿风池、肩井，以酸胀为度，以搓法搓双上肢 5~8 遍。

2）分别在项背部及肩胛部用手掌或拳进行拍、叩，反复 3~5 遍，使组织舒展。

2. 刮痧理疗

（1）刮拭颈部正中线（督脉颈部循行部分），从哑门至大椎。

（2）刮拭颈部两侧至肩，从风池经肩中俞、肩外俞至肩井。

3. 贴敷理疗

（1）方剂。伸筋草 30 克，透骨草 30 克，路路通 30 克，荆芥 30 克，防风 30 克，附子 30 克，千年健 30 克，威灵仙 30 克，桂枝 30 克，秦艽 30 克，羌活 30 克，独活 30 克，麻黄 30 克，红花 30 克。

（2）用法。以上 14 味药材共研粗末，分装 2 个药袋，用时将药袋加水煎煮 20~30 分钟，稍凉后将药袋置于患处热敷，每次 30 分钟，每日 1 次，2 个月为 1 个疗程。

4. 拔罐理疗

在颈夹脊、肩井、肩外俞、大椎、天髎、肩髎、手三里处采用留罐法进行拔罐，每 3 日 1 次，10 次为 1 个疗程。

5. 艾灸理疗

在阿是穴（压痛点）、颈夹脊、风池、大椎、肩井处进行艾灸，每次共灸 30 分钟左右，每日 1~2 次，10 次为 1 个疗程，疗程间休息 1 天。

三、注意事项

1. 低头或伏案工作不宜太久，宜坚持做颈保健操。

2. 注意颈肩部保暖，避免受凉。

3. 睡觉时枕头高低和软硬要适宜。

4. 采用被动运动手法理疗时，动作应缓和、稳妥，切忌用暴力、蛮力和动作过大，以免发生意外。

5. 对于椎动脉型颈椎病不宜施用旋转扳法理疗。

6. 脊髓压迫严重、体质差或牵引后症状加重者不宜做牵引。

7. 脊髓型颈椎病如预后不良，应及时就医。

8. 理疗应配合颈部功能锻炼。

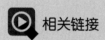 **相关链接**

落枕的康复理疗

一、定义

落枕是睡眠时枕头高度不合适等原因导致颈部疼痛、转动不灵的一种疾病。

二、病因

枕头过高或过低，或感受风寒等。

三、病理

主要为颈部浅层肌（斜方肌、胸锁乳突肌）等痉挛所致。

四、临床表现

起床后逐渐出现颈部疼痛、转动不灵等。检查可见颈部肌肉紧张、压痛，颈部活动受限等。

五、理疗方法

1. 推拿理疗

受术者取坐位。

（1）拇指按揉两侧天宗2分钟左右，同时让受术者配合主动缓慢转动头部以放松肌肉。

（2）轻柔滚颈部、肩背部。

（3）拿揉颈部、肩背部。

（4）点按风池、风府、肩井、外关、合谷等腧穴。

（5）摇颈，顺逆各数次。

（6）可斜扳颈椎，左右各一次。

推拿时施术者应手法轻柔。

2. 刮痧理疗

刮拭风府至至阳、患侧风池至肩井、阿是穴、大杼至膈俞、中渚、后溪、外劳宫、阳陵泉至悬钟。

落枕者应做好颈部保暖，选用高低适中的枕头。

肩周炎

一、肩周炎基础知识

1. 定义

肩周炎是肩关节周围软组织的慢性无菌性炎症，中医称之为漏肩风、五十肩等。肩周炎主要表现为肩痛和肩关节活动受限（主动和被动活动均受限），后期可出现严重的肩关节活动障碍，称冻结肩。

2. 病因病机

肩周炎的主要病因是气血不足、肝肾虚损等致使筋肌失养；或肩部劳损或外伤致使气血凝滞；或腠理空虚，卫阳失固，汗出当风，风寒湿邪乘虚侵袭，致使经气闭阻，气血运行不畅，筋肌挛缩，经筋功能失常，枢机不利。

3. 辨证

（1）风寒证。表现为肩部疼痛，痛牵扯肩胛、背部、上臂、颈项，并有拘急感，天冷时或受凉后加重，得热后减轻，肩部活动受限，压痛明显。

（2）气血虚弱证。表现为肩部疼痛，痛势不重，隐隐作痛，劳累后加重，休息后减轻，身倦乏力，面白头晕，手足发冷，四肢麻木，心慌气短。

（3）气滞血瘀证。表现为肩部疼痛，呈胀痛或刺痛，痛势剧烈，入夜更甚，甚至导致夜间难眠，痛处不移，活动受限，拒按，多牵扯上肢、颈背部，情志刺激加重，肩部可有肿胀。

（4）肾虚证。表现为肩部酸痛隐痛，举动无力，劳累后加重，休息后减轻，头晕目眩，腰膝酸软，五心烦热或面色㿠白，手足不温。

（5）痰湿证。表现为肩痛绵绵难愈，筋肉疼痛，有沉重感，痛处拒按，活动受限，阴雨天或遇冷疼痛加重，得热则舒。

二、理疗方法

1. 推拿理疗

（1）滚、拿揉肩部前、后、外侧等。
（2）点按肩井、肩髃、天宗、外关、条口、阳陵泉等腧穴。
（3）弹拨肩部，以有条索状物处或痛点为重点。
（4）摇肩关节。
（5）扳肩关节。
（6）搓、抖肩部及上肢。
（7）掌擦肩部，透热为度。

2. 刮痧理疗

刮拭大椎至至阳、患侧大杼至膈俞、天宗、肩井、腋前线、腋后线、肩髃至臂臑、肩贞至臂臑、曲池、外关、阿是穴。

3. 拔罐理疗

取肩髃、肩贞、天宗、曲池等腧穴，采用留罐法进行拔罐，留罐 5～10 分钟，每日 1 次。拔罐后容易出现肿胀现象，不易消退，应注意掌握拔罐时负压的大小，虚证不宜频繁拔罐，可隔日 1 次。

4. 艾灸理疗

在阿是穴，以及患侧肩髃、肩髎、肩贞、肩前进行艾灸。每次灸 30 分钟左右，每日 1 次，10 次为 1 个疗程，疗程间休息 1 天。

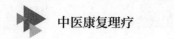

三、注意事项

1. 患者应注意休息和肩部保暖，防止劳累和复感风寒导致症状加重。

2. 肩周炎后期应加强肩关节功能锻炼。

3. 肩周炎的推拿理疗初期以舒筋、活血、止痛为主，手法宜轻柔；后期以松解粘连为主，手法宜深沉有力，并加强肩关节的被动运动。

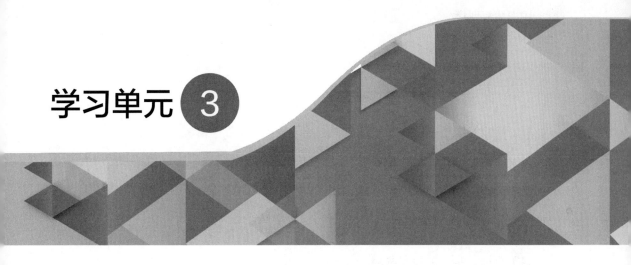

学习单元 3

腰椎间盘突出症

一、腰椎间盘突出症基础知识

1. 定义

腰椎间盘突出症指椎间盘，尤其是第 4 至第 5 腰椎、第 5 腰椎至第 1 骶椎椎间盘的纤维环破裂、髓核突出，压迫和刺激相应水平的一侧或双侧腰脊神经根所引起的一系列症状和体征，简称腰突症。

2. 病因病机

腰椎间盘突出症是外邪痹阻经脉、气血运行不畅、腰府失养所致，多由跌挫损伤或弯腰劳累过度引起。

3. 辨证

（1）寒湿阻滞证。寒为阴邪，其性收敛，发病以营卫郁遏，卫气不宣，营血涩滞为特点。症见腰痛，酸重麻胀，时轻时重，腰部常觉发凉，天气骤变，阴雨寒冷则发作尤剧。

（2）肾气不足证。腰为肾之府，素体禀赋不足，或年老精血亏衰，或房劳伤肾精气耗损，肾气虚惫可致发病。症见腰部触之僵硬或牵掣感，痛处固定不移，劳累则加重，休息后缓解。

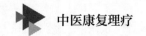

二、理疗方法

1. 推拿理疗

受术者取俯卧位。

（1）滚、按揉腰部两侧，往返数遍。

（2）弹拨腰部两侧。

（3）点按肾俞、大肠俞、委中、阳陵泉等腧穴。

（4）直推、叩、拍腰部两侧。

（5）直擦腰部两侧，横擦腰骶部，透热为度。

2. 刮痧理疗

（1）背部。从肾俞至大肠俞、腰阳关、次髎，自上而下进行刮拭。

（2）下肢部。刮拭环跳至阳陵泉至悬钟至昆仑、殷门、委中、承山。

3. 贴敷理疗

选择伤湿止痛膏、关节镇痛膏、椎间盘突出贴等贴膏进行贴敷。将贴膏剪成小方块，粘贴于阿是穴、命门、肾俞、大肠俞、委中、足三里等腧穴处，10 小时后取下。

4. 拔罐理疗

（1）取穴。取足太阳膀胱经的大杼至肾俞、督脉的大椎至命门、阿是穴、委中。

（2）施术方法。根据受术者的体形，选择适当大小的罐具，在背部涂适量的润滑介质，用闪火法将罐吸拔于背部。沿着足太阳膀胱经和督脉的腧穴，轻轻地来回推拉罐具，至皮肤出现瘀血为止。重点在背部阿是穴处走罐。随后在委中用闪火法拔罐，留罐 10 ~ 20 分钟，至局部出现瘀血为止。每周理疗 1 次，8 次为 1 个疗程。

5. 艾灸理疗

在阿是穴、肾俞、腰阳关、命门、委中进行艾灸，每个腧穴灸 5 ~ 10 分钟，每日 1 ~ 2 次，10 次为 1 个疗程，疗程间休息 1 天。

三、注意事项

1. 注意休息，不可过度劳累。

2. 改变不良姿势习惯，宜睡板床。

3. 避免久坐，除理疗外还应进行腰部功能锻炼。

4. 若症状较严重应中西医结合理疗。

5. 对腰椎间盘突出症高发职业应分析工作环境及工作方式对脊柱的影响，尽可能改善工作环境，优化操作方式，提高机械化、自动化程度，降低劳动强度。

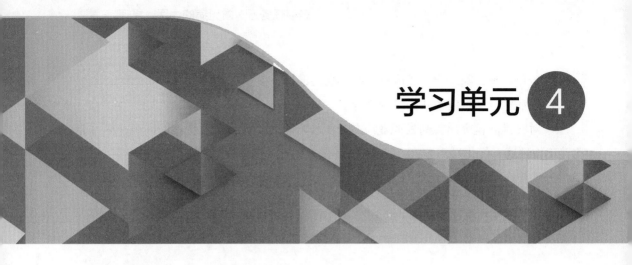

急性腰扭伤

一、急性腰扭伤基础知识

1. 定义

急性腰扭伤是指腰骶椎、骶髂关节及腰背两侧的肌肉、筋膜、韧带、关节囊、滑膜等软组织急性损伤，从而引起腰部疼痛及活动功能障碍的一种病症。本病俗称闪腰岔气，是腰痛疾病中最常见的一种。

2. 病因病机

急性腰扭伤多为姿势不正确或用力过度、突然活动扭腰、跌仆闪挫等所致。因气滞瘀阻，经脉失畅，不通则痛。

急性腰扭伤的症状为腰部剧痛，甚则倒下不能翻身，多为持续疼痛，活动则加剧，静则稍减。

3. 辨证

中医认为，疼痛没有固定的地方、隐隐作痛，以气滞证为主；疼痛有固定的地方、刺如刀割，以瘀血阻滞证为主。若腰痛迁延反复，经久不愈，又可诱发他症。

二、理疗方法

1. 推拿理疗

（1）松解。施术者站于患侧，先往返按揉腰椎两旁竖脊肌 3 ~ 5 遍，然后用两手拇指与其余四指对称用力，轻柔地拿揉腰背部肌肉，方向与肌腹垂直，由上而下，反复拿揉 2 ~ 4 分钟。

（2）点拨止痛。以双手拇指点按肾俞、膀胱俞、气海俞、大肠俞等腧穴及阿是穴，每处半分钟，然后在痛点或肌痉挛处施弹拨手法，每处 3 ~ 5 遍。

（3）理筋整复。施术者一手掌按住受术者腰部，采用腰部后伸扳法，有节奏地使下肢一起一落，反复做 5 ~ 8 遍，随后摇晃旋转受术者腰骶部和髋部，两侧各数次。随后受术者取侧卧位，患肢在上，屈膝屈髋；健肢在下，自然伸直。施术者一手扶按受术者肩前，另一手扶按受术者髋臀部，施快速的斜扳即可听到复位的弹响声，可调整腰椎后关节紊乱，使错位的关节复位，嵌顿的滑膜回纳。

（4）整理。施术者以掌根或小鱼际着力，在受术者腰骶部施按揉手法，从上至下，先健侧后患侧，边按揉边移动，反复做 3 ~ 5 遍，随后用小鱼际直擦腰部两侧足太阳膀胱经，横擦腰骶部，以透热为度。

2. 刮痧理疗

（1）面部。跳刮水沟 6 ~ 8 次。

（2）背部。从肾俞至大肠俞、腰阳关做直线刮拭。

（3）上肢。刮拭后溪和腰痛点并进行按揉。

（4）下肢。从阳陵泉至委中、承山进行刮拭。

3. 贴敷理疗

（1）方剂。花椒、徐长卿各 15 克，甘草 10 克。

（2）用法。上药研末，装瓶备用。用时将麝香壮骨膏剪成 4 厘米 ×3 厘米大小，将药末均匀撒于贴膏上，药末厚 1 ~ 2 毫米，贴敷患处，每日 1 次，4 日为 1 个疗程。

4. 拔罐理疗

在阿是穴、肾俞、腰阳关、大肠俞等腧穴处拔罐。腰部不能屈伸者，配腰俞、中脘、殷门；手腿无力者，配尺泽、肩井、环跳、委中。每次共 15 ~ 20 分钟，每日 1 次，5 次为 1 个疗程。

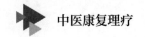

5. 艾灸理疗

在阿是穴进行艾灸。先按掐阿是穴，后采用隔姜灸。

先在痛区找到明显压痛点，用右手拇指指面按于压痛点上，拇指指面与被压部位呈 45°～90°，按时由轻渐重，患部感到酸胀即为得气。得气后持续按 2 分钟，将拇指缓缓放松，反复 5～7 次后用拇指指尖施以掐法，渐渐施劲，由轻渐重，切勿突然用力，以防损伤皮肤，持续 0.5～1 分钟，指力逐渐减轻并配合指揉法，以缓解掐后所出现的不适感。

按掐阿是穴后，用艾炷隔姜灸。即取铜钱厚的姜片 1 片，用针在中间刺数孔，置于阿是穴上，取黄豆大小的艾炷，放在姜片上点燃施灸。若姜片烤干皱缩，可更换姜片，一般灸 4～6 壮即可，以局部出现潮红为度。灸毕去掉姜片，用手掌或大小鱼际，在痛处轻柔地回旋揉动片刻，受术者即可下床活动。

三、注意事项

1. 受伤 2 周内，应适当休息，宜固定不动。

2. 若损伤严重，应及时就医。

3. 应在医生指导下进行理疗，以活血化瘀、通经止痛为主。

4. 逐步进行伤部的功能锻炼，要循序渐进，以免再次受伤。

5. 孕期妇女，或年老体弱、骨质疏松、早期局部出血、脊柱有损伤、局部有肿块及损伤性质不明者，应慎用或禁用强刺激手法。

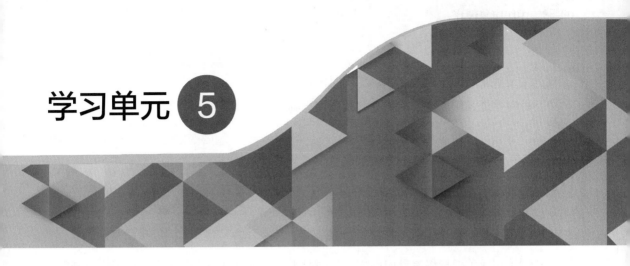

学习单元 ⑤

退行性膝关节炎

一、退行性膝关节炎基础知识

1. 定义

退行性膝关节炎为慢性劳损、受寒、轻微外伤或年老体弱、肝肾亏损、气血不足致使筋骨失养，病程日久使膝关节发生退变及骨质增生所致，属于中医学痹证范畴。

2. 病因病机

（1）体弱正虚。身体虚弱、正气不足是本病发生的内在因素。

（2）感受外邪。风寒湿邪是本病发生的外在因素。

3. 辨证

痹证以关节处重着、酸楚、麻木、疼痛游走不定，以及关节屈伸不利、僵硬肿大、变形、活动障碍为主要表现。因体质及感受外邪偏盛不同，又有不同的表现。在理疗中，要先辨邪气的偏盛。风邪盛者，表现为痹痛游走不定，称为行痹；寒邪盛者，表现为疼痛明显，痛有定处，遇寒加重，称为痛痹；湿邪盛者，表现为酸痛重着，关节漫肿，称为着痹；热邪盛者，表现为关节肿胀，肌肤灼热疼痛，称为热痹。再辨病情虚实。痹证新发，风、寒、湿邪表现明显者为实；久迁延不愈，内舍脏腑，耗伤气血，损及肝肾者为虚。痹证后期以外邪蕴结、正气亏虚之虚实夹杂证候较为多见，从而表

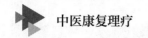

现为关节肿胀变形与相关脏腑病变同时出现。

针对痹证，应以祛邪通络为基本理疗原则。

二、理疗方法

1. 推拿理疗

（1）滚、按揉、拿股四头肌及髌骨周围 5 分钟左右。

（2）用双手拇指将髌骨向内推挤，同时垂直按压髌骨边缘阿是穴，力量由轻渐重，随后用单手手掌根部按揉髌骨下缘，反复操作 3 分钟。

（3）在梁丘、血海、内膝眼、犊鼻、阴陵泉、阳陵泉、足三里、委中、承山、太溪等腧穴点按、按揉 3 分钟。

（4）搓擦膝关节周围及内膝眼、犊鼻处，以膝内出现温热感为度。随后双手搓揉股四头肌及髌骨周围 3~5 遍。

（5）先在大腿后侧、腘窝及小腿一侧施以滚法，时间约 5 分钟，施术的重点是委中处；再在下肢后侧施以拍法、叩法，时间约 3 分钟。

2. 刮痧理疗

刮患侧下肢委阳、委中、承山（向下直线刮拭并在腧穴及其周围以点法、按法、揉法刮拭），梁丘、血海、内膝眼、犊鼻、阳陵泉、足三里、三阴交（在腧穴及周围点按、按揉）。

3. 贴敷理疗

（1）方剂。天南星 15 克，生半夏 15 克，生川乌 15 克，生姜 15 克，陈酒、蜂蜜各适量。

（2）用法。方剂前 4 味共研细末，用陈酒、蜂蜜调和，搽敷患处。

4. 拔罐理疗

选择适当大小的罐具，用闪火法将罐具吸拔于内膝眼、犊鼻、阿是穴，留罐 10~15 分钟，至皮肤出现瘀血为止。每周理疗 2~3 次，6 次为 1 个疗程。

5. 艾灸理疗

（1）取穴。取大杼、悬钟、阳陵泉、犊鼻、梁丘，行痹加灸膈俞、血海，痛痹加灸肾俞、命门，着痹加灸三焦俞、阴陵泉，热痹加灸大椎、曲池等。

（2）方法

1）用艾炷无瘢痕灸。辨证取穴，用黄豆大小的艾炷各灸 4～5 壮，每日灸 1 次，10 次为 1 个疗程。

2）用温灸器灸。在患处施温灸器灸，每次灸 20～30 分钟，每日灸 1 次，10 次为 1 个疗程。

三、注意事项

1. 合理饮食，控制体重避免肥胖，减轻关节负担。

2. 避免不良姿势，减少或避免屈膝运动和作业，如久蹲。

3. 注意休息，适当进行安全的运动。

4. 患者在起床或久坐站起时，应先主动活动关节。卧床休息时应避免长时间采取膝下垫枕等措施使膝关节处于屈曲位，导致关节挛缩。

5. 视情况使用辅具，进行环境改造。

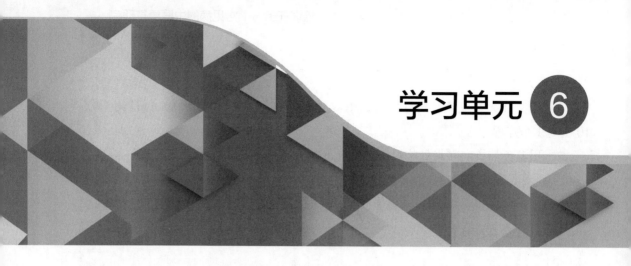

踝关节扭伤

一、踝关节扭伤基础知识

1. 定义

踝关节扭伤主要指踝关节周围韧带的损伤，中医称为踝缝伤筋，损伤常累及踝部肌腱、关节囊等软组织。

2. 病因病机

踝关节扭伤多是行走时不慎踏在不平的路面上或腾空后足跖屈落地，足部受力不均，踝关节过度内翻或外翻所致。

根据扭伤时足所处位置的不同，踝关节扭伤可以分为内翻损伤和外翻损伤两种，以内翻损伤为多。

当踝关节的内、外翻及旋转活动超过了踝关节的正常活动范围及韧带的维系能力时，会造成韧带的撕裂伤或韧带附着部位的撕脱骨折。如果关节附近的脂肪组织及断裂的韧带嵌入关节间隙中，则会使关节腔内及皮下发生瘀血，韧带完全断裂时可合并踝关节的脱位。

3. 辨证

（1）气滞血瘀证。损伤早期，踝关节疼痛，活动时加剧，局部有明显肿胀及皮下瘀斑，关节活动受限。

（2）肝肾亏虚证。损伤后期，关节持续隐痛，轻度肿胀，或可触及硬结，步行欠力。

二、理疗方法

1. 推拿理疗

（1）用拇指按揉踝部，先按揉患处后按揉周围区域；然后自外踝经小腿外侧至阳陵泉，按揉数遍，重点按揉丘墟、绝骨、阳陵泉处，以酸胀为度；再以一指禅推法推患处，并向周围移动。

（2）捋顺归筋（施术者助手用双手固定受术者伤侧小腿下端）

1）外侧拔戳。拔伸内翻踝关节，并做小幅度内外旋转，用拇指在伤处进行戳按。

2）内侧拔戳。施术者双手将受术者患足握住，轻轻拔伸外翻踝关节，并做内外旋转，然后将足内翻，拇指在伤处进行戳按。

3）捋顺筋。拇指轻轻按揉痛处，并向下捋顺，反复数次。

4）归合。一手托足跟，一手握足背，在拔伸状态下做踝关节的屈伸活动，轻轻归合，使筋回槽。

（3）摩擦散瘀。将患足置于受术者膝部，并保持功能位。双手反复摩揉足踝数次；继而按揉丘墟、阳陵泉，以酸胀为度；再搓擦足背，经踝至小腿，使局部温热。

2. 刮痧理疗

刮拭患侧下肢三阴交至太溪，足三里至解溪，丘墟至昆仑。

3. 贴敷理疗

在阿是穴处贴敷。急性期可用新伤药或二黄新伤止痛软膏；缓解期可用红花、延胡索、白芷、海桐皮、川芎、牛膝、土鳖虫；康复期采用旧伤药。贴敷时长为 4 ~ 12 小时。

4. 拔罐理疗

（1）取穴。取三阴交、丰隆、承山、涌泉。

（2）方法。采用闪罐法、留罐法和走罐法拔罐。

1）在涌泉处用闪罐法，反复吸拔 10 余次。

2）在三阴交、丰隆处用留罐法，留罐 10 分钟左右。

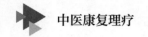

3）在承山处用走罐法，至局部出现暗紫色瘀斑为止。

每日 1~2 次。

5．艾灸理疗

（1）取穴。取阿是穴、解溪、昆仑、丘墟。

（2）方法

1）用艾炷无瘢痕灸。所取腧穴各灸 3~5 壮，新伤重灸阿是穴，每日灸 1 次。

2）用艾炷隔姜灸。所取腧穴各灸 3~5 壮，每日灸 1 次或 2 次。可在姜片上再置预制的硫黄灸料，用艾炷灸至局部灼热时压灭未燃尽的艾炷，每日灸 1 次。

3）用艾条温和灸。阿是穴灸 20~30 分钟，其余腧穴各灸 5~10 分钟，每日灸 1 次或 2 次。

三、注意事项

1. 不可随便活动扭伤的部位。

2. 不可热敷，应冷敷。

3. 不可涂抹红花油，涂抹红花油会使肿胀加重。

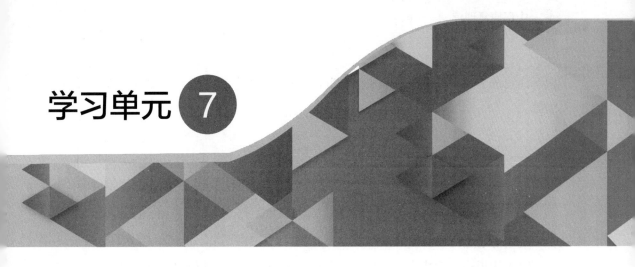

头痛

一、头痛基础知识

1. 定义

头痛是患者自觉头部疼痛的一类病症，可见于多种急、慢性疾病，如脑、眼、口、鼻等头面部病变和许多全身性疾病，其病因复杂，涉及面很广。

2. 病因病机

（1）外感。"伤于风者，上先受之"，故外感头痛主要是风邪所致，多兼寒、夹湿、兼热。上犯清窍，经络阻遏，而致头痛。

（2）内伤。内伤头痛可因情志不遂、饮食不当、体虚久病等所致。情志不遂，肝失疏泄，肝阳妄动，上扰清窍；肾阴不足，脑海空虚，清窍失养；禀赋不足，久病体虚，气血不足，脑失所养；恣食肥甘，脾失健运，痰湿内生，阻滞脑络；外伤跌仆，气血瘀滞，脑络被阻。

3. 辨证

头痛可为前额、额颞、颠顶、枕部或全头部疼痛，头痛性质多为跳痛、刺痛、胀痛、昏痛、隐痛等。头痛有突然而发，其痛如破而无休止者；也有反复发作，久治不愈，时痛时止者。头痛每次发作可持续数分钟、数小时、数天或数周不等。根据病因头痛可分为风寒头痛、风热头痛、肝阳（火）头痛、痰浊头痛、瘀血头痛、肾虚头痛等。

二、理疗方法

1. 推拿理疗

受术者取坐位。

（1）用拇指、食指点按攒竹，点百会，点揉风池，按压肩井，点按曲池、合谷，配合振法，每穴 1~2 分钟；施开天门（用双手拇指指面自受术者眉心起，交替向上直推至前发际）15~20 遍；施推坎宫（用双手拇指自眉心向眉梢分推）20~30 遍，结合按揉鱼腰，以酸胀微痛为度；用拇指或中指按揉或点揉太阳，配合振法，操作 1~3 分钟。

（2）用双手拇指或食指、中指推抹前额，缓慢而稍重地往返交替操作 10~20 遍，并按揉印堂、神庭、阳白、头维等腧穴；按揉承泣、四白、上关、角孙等腧穴，每穴 1~2 分钟。

（3）用拇指从前额推向角孙、率谷，力量由轻而重，以酸胀微痛为度，每侧操作 20~30 遍；用双手拇指指端顶按神庭、百会，力量稍重，反复 5~10 遍；以单手五指指甲尖背侧着力，斜压头皮，由前额向项部施梳法，反复 10~20 遍；单手拇指由神庭经百会推至枕骨粗隆部，反复 10~20 遍。

（4）以单手五指指腹着力，从前向后沿五经（督脉、两侧足太阳膀胱经、两侧足少阳胆经）至风池，施拿五经法，力量稍重，反复 5~10 遍；用一手掌扶前额，另一手拿揉两侧风池，再沿项部筋肉缓慢捏拿，从风池向下移动直至项根部，反复 6~9 遍，使受术者有酸胀、麻痛感，以受术者能忍受为度。

（5）点揉两侧风池、风府，由轻而重，以受术者有较强的酸胀感为佳，操作 2~3 分钟；按揉大杼、肺俞各 1 分钟；用大小鱼际推揉项部筋肉，由上而下，压紧肌肤操作 5~10 遍；运摇颈部，各方向缓慢操作 3~5 遍。

（6）以十指指腹着力，在受术者头皮做向上的快速抓拉动作 15~20 遍；用双手食指、中指交叉紧贴项部，快速施搓擦法 1~2 分钟；用一手掌扶前额，另一手以小指尺侧缘着力，在头部、项部施叩法 1~2 分钟；在肩背部施平拍法；拿肩井。

受术者也可取仰卧位，推拿操作手法可在以上手法基础上进行调整、搭配。

2. 刮痧理疗

刮拭太阳、曲鬓、风池、头维、百会（以其为中心，分别向前至神庭、向左右至率谷、向后至哑门）、肩井、合谷、列缺、阿是穴。

3. 贴敷理疗

将伤湿止痛膏、天麻追风膏等剪成小方块粘贴于印堂、太阳、合谷、劳宫、神门、涌泉、足三里等腧穴处，12 小时后取下。

4. 拔罐理疗

（1）取穴方法一。前额头痛取太阳、印堂，偏头痛取太阳，头顶及后头痛取大椎或百会。主治顽固性头痛。

（2）取穴方法二。取大椎、风池、太阳。风寒头痛配风府、外关，风热头痛配曲池、肺俞，肝阳（火）头痛配百合、太冲（只点刺）、胆俞，痰浊头痛配中脘、丰隆、足三里，瘀血头痛配百会、膈俞，肾虚头痛配肾俞、气海、太溪。留罐 15 ~ 20 分钟，每日或隔日理疗 1 次。

（3）取穴方法三。按头痛的部位取穴。前额痛取印堂、上星、四白、解溪、大椎，偏头痛取太阳、胆俞、风池、足临泣、行间，后头痛取大椎、大杼、风池、风门、天柱、昆仑，颠顶头痛取百会、风池、肝俞、太冲。采用刺络拔罐法或留针拔罐法。隔日理疗 1 次，5 次为 1 个疗程。

5. 艾灸理疗

取阿是穴、通天、悬钟、太冲、合谷、太阴、阳陵泉、涌泉等腧穴，采用温和灸，每穴灸 15 ~ 30 分钟，每日 1 次，15 次为 1 个疗程。

三、注意事项

1. 适当参加体育锻炼，增强体质，注意平时保暖，以抵御外邪侵袭。

2. 保持心情舒畅，避免不良情绪刺激。

3. 不宜过劳，保证足够的睡眠时间。

4. 饮食宜清淡，勿进肥甘之品，戒烟、酒。

5. 对头痛剧烈，或进行性加剧，同时伴有恶心、呕吐者，应考虑其他病变，须进一步检查。

痛经

一、痛经基础知识

1. 定义

痛经是以经期或经行前后周期性出现小腹疼痛，或痛引腰骶，甚至剧痛昏厥为主症的月经类疾病，多见于青年女性。

2. 病因病机

（1）气滞血瘀。情志不畅，或所欲不遂，均可使肝气郁结，血不畅行，经血滞于胞中而作痛。经期产后，余血内留，蓄而成瘀，不通则痛。

（2）寒湿凝滞。久居阴湿之地，或经期冒雨、涉水、游泳，或月经将行贪食生冷，寒湿客于冲任、胞宫，可导致经血滞凝、运行不畅，发生痛经。

（3）气血虚弱。脾胃素弱，化源不足，或大病久病之后，气血俱虚，不能濡养冲任、胞脉，不荣则痛。体虚，阳气不振，不能运血，经行滞而不畅，亦可导致痛经。

（4）肝肾虚损。先天禀赋虚弱，肝肾本虚，或多产房劳，损及肝肾，或久病及肾，导致精亏血少，冲任不足，胞脉失养，而致痛经。

3. 辨证

可根据疼痛发生的时间、部位、性质及疼痛的程度，辨别寒热、虚实。痛在经前、经期多属实，痛在经后多属虚；疼痛剧烈多属实，隐隐作痛多属虚；疼痛拒按多属实，喜按多属虚；刺痛多属血瘀，胀痛多属气滞；冷痛，得热痛减多属寒；灼痛，得热痛增多属热。临床上常分为气滞血瘀证、寒湿凝滞证、气血虚弱证、肝肾亏虚证，理疗原则以调理气血为主。

二、理疗方法

1. 推拿理疗

（1）受术者取半仰卧位，左腿可屈膝屈髋，放松身体，呼吸自然，平心静气。施术者顺时针揉摩小腹 5~6 分钟，有利于放松腹部，使温热感逐渐向腹内渗透，可起到温经止痛的作用。

（2）在气海、关元、归来施一指禅推法或按法，每穴约 2 分钟，温补肾阳，培补元气。

（3）受术者仰卧，呼吸均匀，全身放松。施术者坐在受术者一侧，掌心劳宫对准受术者肚脐（神阙），中指置于任脉的中脘，掌根置于关元，食指、无名指置于足少阴肾经，拇指、小指置于足阳明胃经。施术者上肢充分放松，将前臂自然放置于受术者腹部，将腕痉挛释放，操作时可以全掌、掌根、指端变换着力，频率为 400~600 次/分钟，操作 5~10 分钟。

（4）捏拿、直推、分推、揉摩腹部 3~6 分钟，以使受术者感到温热舒适为度，可放松腹部肌肉，缓解腹部痉挛，达到理经止痛的作用。

（5）滚腰背部。受术者取俯卧位。施术者用滚法在受术者腰部脊柱两旁及骶部理疗，时间为 4~5 分钟，疏通腰背、骶部足太阳膀胱经及督脉腧穴，调整脏腑功能。

（6）施术者施一指禅推法或按揉法于肝俞、脾俞、肾俞、八髎等腧穴，以酸胀为度，以调理冲任气血，增强脏腑功能。

（7）在八髎用推擦法理疗，以透热为度，可调理冲任，温经止痛。

（8）辨证理疗

1）气滞血瘀证。按揉章门、期门、膈俞、日月、太冲、行间等腧穴，每穴约半分钟；按揉、捏拿血海、三阴交，以酸胀为度，可行气活血，化瘀止痛。

2）寒湿凝滞证。直擦背部督脉，横擦腰部肾俞、命门，以透热为度；按揉血海、三阴交，每穴约 1 分钟，可温散寒湿，行瘀止痛。

3）气血虚弱证。直擦背部督脉，横擦右侧背部，以透热为度；摩腹时加揉中脘 3~5 分钟。按揉命门、气海、胃俞、足三里，每穴约 2 分钟；对足太阴脾经和足阳明

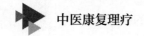

胃经膝以下至踝部施以擦法，以透热为度，可养气养血，补血止痛。

4）肝肾亏虚证。直擦背部督脉，横擦腰部肾俞、命门，以透热为度；按揉照海、太溪等腧穴，每穴1分钟，可益肝养肾，填精补血。

2. 刮痧

刮拭肝俞至肾俞、次醪、气海至中极、中注至横骨、阴陵泉至地机、三阴交、太冲。

3. 贴敷理疗

将伤湿止痛膏、代温灸膏、痛经贴膏等剪成小方块粘贴于涌泉、三阴交、肾俞、中极、关元、气海、血海等腧穴，10小时后取下。

4. 艾灸理疗

施灸于地机、关元、三阴交，疼痛拒按加灸合谷、中极，乳房胀痛加灸归来、太冲，腹痛喜按加灸肾俞。

三、注意事项

1. 在经期注意保暖，避免受寒，注意经期卫生。

2. 适当休息，不要过度疲劳。

3. 保持心情愉悦，避免暴怒、忧郁，从而使全身气血调畅，阴阳调和，激发人体自愈能力。如《黄帝内经·素问·上古天真论》中所说："夫上古圣人之教下也，皆谓之虚邪贼风，避之有时，恬淡虚无，真气从之，精神内守，病安从来。"

4. 经期注意调理饮食，忌食寒凉生冷的食物。

5. 经期禁止房事。

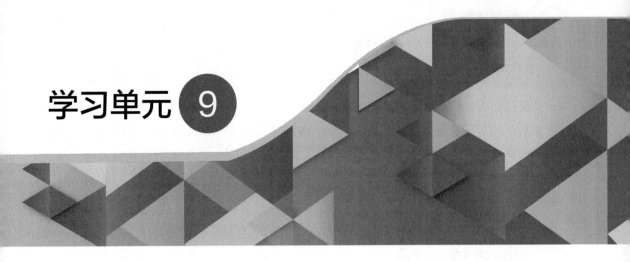

学习单元 9

胃脘痛

一、胃脘痛基础知识

1. 定义

胃脘痛是以上腹部近心窝处经常发生疼痛为主症的疾病。由于疼痛部位近心窝部，古人又称其为心痛、胃心痛、心腹痛、心下痛等。

2. 病因病机

（1）寒邪犯胃。多因外感寒邪，或过食生冷，寒客于胃，致气机凝滞，胃气不和，收引而痛。

（2）饮食不节。饮食不节以致脾胃受伤，食滞中焦，气机不利而胃脘疼痛。

（3）肝气郁结。忧郁恼怒，情志不遂，肝气失于疏泄，横逆犯胃，胃失和降，而致胃脘疼痛。肝气郁结，日久不愈，既可化火伤阴，又可导致瘀血内结，则疼痛每多缠绵难愈。

（4）脾胃虚寒。素体不足，或劳倦过度，或饥饱失常，或久病不愈等，均可损伤脾胃，使中焦虚寒，胃络失于温煦而发生疼痛。

3. 辨证

胃脘痛的辨证，须辨别虚实、寒热、在气、在血，还应辨夹杂证。实证多痛剧，

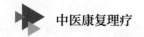

痛有定处，拒按，脉盛；虚证则痛缓无定处，喜按，脉虚。遇寒痛甚，得温则舒为寒证；胃脘灼痛，痛势急迫，得寒痛减为热证。在气者多见胀痛，痛无定处，时痛时止；在血者持续刺痛，痛有定处，舌质紫暗。各证往往不是单独出现或一成不变的，往往相互兼杂和转化，如寒热错杂、虚实夹杂、气血同病等。须根据胃脘痛的不同证候，灵活选用不同的治法。胃脘痛日久不愈，往往因化火、伤阴或血瘀所致，当分别应用清火、养阴、化瘀等法，而不拘泥于通法。

二、理疗方法

1. 推拿理疗

（1）胃脘部推拿。受术者取仰卧位，腹部放松，呼吸自然，平心静气。

1）用轻柔的小鱼际滚法或一指禅推法在胃脘部施术，力量由轻到重，适度加力，速度缓慢均匀，幅度尽可能大，以受术者能忍受为度，可理气止痛。

2）用掌背滚，用掌按揉、捏拿、分推腹部3～6分钟，促进胃肠活动，疏通经络，理气止痛。

3）施摩法5分钟，使热量渗透于胃腑，温胃散寒，热至痛止。

4）配合按揉足三里3～6分钟，以健脾和止痛。

（2）背部推拿。受术者改取俯卧位。

1）用一指禅推法，从背部脊柱两旁沿足太阳膀胱经顺序而下至三焦俞，往返4～5遍，可疏通经络，调整脏腑功能。

2）用较重的指按揉法施术于膈俞、肝俞、脾俞、胃俞、三焦俞，按揉3～6分钟，达到止痛的作用。

3）在背部沿足太阳膀胱经自上而下施推擦法，以透热为度，热至痛止。

（3）肩臂及胁部推拿。受术者改取坐位。施术者捏拿肩井循臂肘而下，在手三里、内关、合谷等腧穴进行较强的揉按刺激，每穴约1分钟。搓抖肩臂上肢，搓抹两胁，由上而下往返数遍，可疏通经络，通则不痛。

2. 刮痧理疗

背部刮拭脾俞至胃俞、三焦俞，腹部刮拭中脘至天枢，下肢部刮拭足三里（面刮法）。

3. 贴敷理疗

将伤湿止痛膏、纳米胃痛贴等膏药剪成0.3厘米×1.5厘米长条8条，分别粘贴在双手四缝穴，再剪长宽各 1.5 厘米小方块粘贴于中脘、膻中、足三里、手三里等腧穴，10 小时后取下。

4. 拔罐理疗

取穴中脘、神阙，按常法行罐，留罐 10~15 分钟，每日理疗 1 次。

本法对于理疗寒性胃脘痛和虚寒胃脘痛效果较好。

5. 艾灸理疗

施灸于中脘、足三里、脾俞、胃俞，上腹饱胀加灸上脘、梁门，恶心呕吐加灸内关，大便稀溏加灸神阙、天枢，身体乏力加灸关元，发热加灸曲池，大便潜血加灸隐白、肝俞，胃酸过多加灸阳陵泉、公孙、太冲、肝俞。

采用温和灸，每穴灸 15~30 分钟，每日 1 次，7~10 次为 1 个疗程。

三、注意事项

1. 胃脘疼痛持续不已，疼痛较剧烈者，应卧床休息；虚寒性胃脘痛者可用热水袋热敷患处，以减轻疼痛。

2. 患者宜食清淡易消化的食物，可少食多餐，切忌暴饮暴食或饥饱不匀，忌食烈酒及辛辣刺激性食物。疼痛持续不已者，应在一定时间内进流质或半流质食物。

3. 出现大量黑便或吐血者，应及时住院救治。

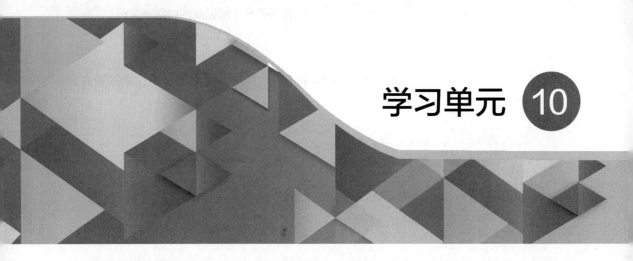

学习单元 ⑩

感冒

一、感冒基础知识

1. 定义

感冒又称伤风、冒风，是风邪侵袭人体所致的常见外感疾病，以鼻塞、咳嗽、头痛、恶寒发热、全身不适为特征。现代医学的上呼吸道感染属中医的感冒范畴。

2. 病因病机

感冒的主要病因是风邪。在不同的季节，风邪往往兼挟时气而侵入，如冬季挟寒，多属风寒；春季挟热，多属风热；夏季多挟暑湿；秋季多兼燥气；梅雨季节多挟湿邪。起居不慎、冷热不调、疲劳等使肌表不固，腠理松懈，在外邪侵袭时极易发病。

3. 辨证

感冒邪在肺卫，属于表证，理疗以解表达邪为原则。感冒分风寒与风热两证，风寒证治以辛温解表，风热证治以辛凉解表。

二、理疗方法

1. 推拿理疗

受术者取仰卧位或坐位，施术者坐在受术者头顶端或立于受术者前侧。

（1）用双手拇指交替从印堂推至神庭 6~9 遍，从印堂分推至太阳 6~9 遍。用双手拇指或中指两揉一按太阳半分钟。

（2）用双手拇指或中指两揉一按前额的印堂、神庭、阳白及眼眶周围的睛明、攒竹、鱼腰、丝竹空、承泣、四白、瞳子髎，反复 3~6 遍。再分抹前额和眼眶，从内向外抹至太阳。此手法为主要手法，可缓解前额、太阳穴及眉棱骨疼痛，同时可增强人体正气。在前额或太阳穴处可用薄荷油等做介质，加强解表功能。

（3）用大鱼际揉前额，从印堂揉至两侧太阳，操作 3~6 遍或 1~3 分钟，以前额有发热感为度。

（4）用拇指或中指按揉一侧鼻旁的鼻通、迎香半分钟，使受术者鼻部有通气感，再按揉另一侧，随后用双中指推擦两侧鼻唇沟及鼻翼至发热。此手法能通鼻窍，治鼻塞。

（5）用一指禅推或用双手拇指按揉头部五经，从前向后至风池，反复操作 3~6 遍或 1~2 分钟，再让受术者改取端坐位，施术者站在受术者后方，从前发际至后发际，用五指拿顶，操作 6~9 遍。此手法能开窍醒神，提升阳气，提高抗病能力。

（6）先用一手掌扶前额，另一手的拇指、中指按揉两侧风池，再用五指缓慢从风池向下捏拿直至颈项根部，操作 6~9 遍，以酸胀为度，以微微发汗为佳。此手法起到发汗解表的作用。

（7）双手拇指按揉大杼、肺俞半分钟。推擦大椎及背部足太阳膀胱经，可配合运用活络油，以发热、微微发汗为佳。双手捏拿肩井，稍用力，以酸胀为度。此手法能起到宣肺解表的作用。

（8）捏拿、搓抖上肢，从肩至腕部，操作 3~6 遍。按揉曲池、合谷半分钟。此手法以疏通经络为目的。

2. 刮痧理疗

刮拭百会至哑门、风池、迎香、大椎至至阳、中府、曲池、合谷、列缺、足三里。

3. 贴敷理疗

在太阳、迎香、合谷施薄荷泥涂擦法，在合谷施蒜泥贴敷法，可疏风解表。

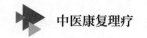

4．拔罐理疗

在大椎、肺俞、身柱、大杼处拔罐，采用留罐法，留罐 10 ~ 15 分钟。咽痒、咳嗽加天突、膻中。

外感风热取大椎、风门、身柱、肺俞，采用刺络拔罐法，刺络隔日 1 次，拔罐每日 1 次，退热效果明显。

5．艾灸理疗

施灸于大椎、肺俞、风门、足三里，鼻塞加灸迎香，发热加灸曲池，头痛加灸太阳、印堂，咳嗽加灸天突。

采用温和灸，每穴灸 15 ~ 30 分钟，每日 1 次，3 ~ 6 次为 1 个疗程。

三、注意事项

1. 感冒的理疗以祛风解表为主。风为百病之长，风邪祛，则寒、暑、湿等外邪无所依附，病可痊愈。膀胱主一身之表，因此在理疗时应"首开膀胱经发表之门户"。发表门户开，则邪能祛除，首取足太阳膀胱经诸穴，意在于此。

2. 患者应注意休息，多饮开水，保暖避风寒。

3. 患者可进行自我按摩：正坐，两手食指按压鼻两旁迎香，顺时针转 20 次，逆时针转 20 次，每日 2 次。此法也可预防感冒。

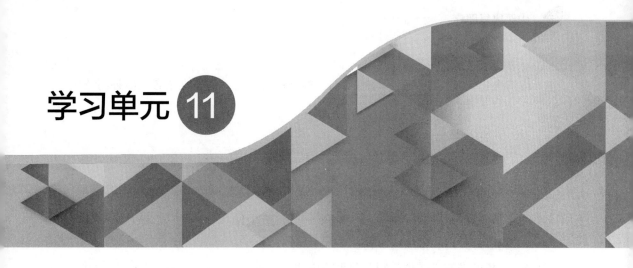

学习单元 ⑪

失眠

一、失眠的基础知识

1. 定义

失眠又称不寐，是指经常不能获得正常睡眠，并有头晕、健忘等症同时出现的一类疾病。失眠主要表现为睡眠时间、深度的不足，以及不能消除疲劳、恢复体力与精力，轻者难以入睡，或睡中易醒，醒后不能再睡，或时睡时醒，重者可彻夜不能入睡。本病多见于现代医学中的神经症、围绝经期综合征（更年期综合征）等。

2. 病因病机

失眠病位在心，为心神失养或心神不安所致。本证与饮食、情志、劳倦、体虚等因素有关。情志不遂，肝阳扰动；思虑劳倦，内伤心脾，生血之源不足；惊恐、房劳伤肾，肾水不能上济于心，心火独炽，心肾不交；体质虚弱，心胆气虚；饮食不节，宿食停滞，胃不和则卧不安。上述因素最终导致邪气扰动心神或心神失于濡养、温煦，心神不安，阴跷脉、阳跷脉功能失于平衡，而出现不寐。

3. 辨证

临床辨证，首分虚实。虚证多属阴血不足，病在心、脾、肝、肾，治宜滋补肝肾，壮水制火，或益气养血；实证多因肝郁化火，或食滞痰浊，治当疏肝理气，或消导和

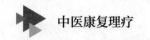

中，或清火化痰。实证日久，气血耗伤，亦可转为虚证。虚实夹杂者，应补泻兼顾。

二、理疗方法

1. 推拿理疗

（1）头面部及颈肩部推拿。受术者取仰卧位或坐位。

1）起手开天门、推坎宫3遍。

2）一指禅推或指按揉前额及眼眶周围印堂、神庭、睛明、阳白、太阳、攒竹、鱼腰、丝竹空、承泣、四白、瞳子髎等腧穴，操作3~6遍，以安神定志。

3）用拇指和中指振睛明1分钟，分抹眼眶3~6遍，以开窍醒神。

4）一指禅推或按揉百会、神聪、太阳等腧穴，再用扫散法（用拇指桡侧部或其余四指指端快速地来回推抹头颞部）扫散头两侧足少阳胆经，操作8~10遍，以疏通经络，镇静安神。

5）用五指拿头部五经，按揉风池，捏拿肩井，操作1~3分钟，以疏通经络，理气活血，安神定志。

（2）腹部推拿。受术者取仰卧位。

1）指揉腹部建里、天枢、气海、关元等腧穴，每穴揉约1分钟，以调理脾胃功能，健脾理气和胃。

2）捏拿、分推腹部3~6遍，以加强胃肠道的活动，理气和胃。

3）用掌揉摩腹部，先顺时针方向，再逆时针方向，操作3~6分钟，以温胃散寒，健脾理气。

（3）腰背部推拿。受术者取俯卧位。

1）用滚法在腰背部足太阳膀胱经及督脉往返操作，重点滚心俞、肝俞、脾俞、肾俞、命门等腧穴，操作约5分钟，以疏肝健脾温肾。

2）用掌推擦腰背部足太阳膀胱经及督脉，以发热内透为度，疏通经络。

2. 刮痧理疗

刮拭风池、百会至神聪、安眠、心俞、脾俞、肾俞、神门、三阴交。

3. 贴敷理疗

将伤湿止痛膏、失眠贴等贴膏剪成小方块，每晚粘贴于十宣、神门，10小时后取下。

4. 拔罐理疗

（1）取穴。取肺俞、心俞、肝俞、脾俞、胃俞、肾俞等腧穴。

（2）方法

1）闪罐法。在背部两侧足太阳膀胱经分别闪罐 3 个来回（自上而下，自下而上）。

2）滚罐法。闪罐至火罐温热时，将火罐沿背部督脉及两侧足太阳膀胱经来回滚动 3 遍。

3）走罐法。沿背部督脉及两侧足太阳膀胱经向上下往返推动罐具，顺序为先中间后两边，以皮肤起红为度。

4）抖罐法。沿背部两侧足太阳膀胱经抖罐 3 个来回，直至皮肤潮红、充血。擦净背部。

5）留罐法。根据不同的证型在大椎及背部腧穴留罐 5 分钟，起罐。

操作过程中随时观察受术者，询问受术者感觉。

5. 艾灸理疗

施灸于百会、神门、安眠、三阴交。头昏脑涨加灸风池、印堂，心烦多梦加灸心俞、肾俞，急躁焦虑加灸太冲、阳陵泉，顽固失眠加灸涌泉、夹脊，体质虚弱加灸关元。

采用温和灸，每穴灸 15～20 分，每日 1 次，睡前施灸，5～7 次为 1 个疗程。

三、注意事项

1. 睡前不要吸烟、饮酒、喝茶和咖啡等，避免看内容刺激的书、电视、电影等，每日用温水洗脚。

2. 适当参加体育锻炼，增强体质；生活起居要有规律，早睡早起；消除思想顾虑，避免情绪波动，保持心情愉悦。

3. 劳逸结合，节制房事。

4. 慎用安定类药物。

肥胖症

一、肥胖症基础知识

1. 定义

肥胖症是营养不平衡、内分泌失调等造成的一种代谢性疾病。肥胖症可发生于任何年龄，但以 40 岁以上为多见。长期过度肥胖容易伴发糖尿病、高血压、高血脂、动脉粥样硬化症、冠心病等疾病，女性可伴月经不调、闭经及不孕。

通常使用体重指数（BMI）来评估个体是否超重。BMI 是通过体重（千克）除以身高（米）的平方来计算的。根据世界卫生组织的标准，成人的 BMI 在 25~29.9 为超重，BMI 在 30 以上为肥胖。

2. 病因病机

本病多由年老体弱、饮食不节、缺乏运动、先天禀赋等导致气虚阳衰、痰湿瘀滞所致，基本病机总属阳气虚衰、痰湿偏盛。

3. 辨证

本病病位主要在脾与肌肉，与肾关系密切，亦与心、肺的功能失调及肝失疏泄有关。病理性质多属本虚（脾肾气虚、心肺气虚）标实（痰湿膏脂内停、水湿、血瘀、气滞）。临证应辨标本虚实，辨脏腑病位。理疗当以补虚泻实为原则。

二、理疗方法

1. 推拿理疗

（1）颈部推拿。受术者取坐位。

1）一手扶头部，另一手置于一侧风池，用力来回推摩数次。

2）以双手拇指与其余四指相配合，将颈部一侧斜方肌捏起，自风池由上而下，边捏拿边移动至肩中俞止。重复 5～10 遍，然后做另一侧。

3）以一手拇指指面着力，按揉大椎及其两侧数遍，然后令受术者头稍前倾，立于其对面，双手五指交叉，置其颈部两侧，双手同时合掌用力，夹提颈项肌，一紧一松，交替进行数次。

4）双手食指、中指指面着力，分别置于两侧耳后乳突处，交替用力，抚摸到同侧缺盆。每侧操作 10 遍。

（2）腹部推拿。受术者取仰卧位。

1）双手叠掌着力于脐部，由内向外顺时针团摩腹部 3～5 分钟。施术后局部有温热感。

2）双手拇指与其余四指相对着力，将腹肌提起，从上腹部至下腹部轻轻揉捏 3～5 遍。

3）右手四指并拢，指面着力，置于脐部，适当用力下压，顺时针、逆时针各旋转揉动 10 圈，再用指端向下逐穴点按至中极。

4）一手拇指指端着力，点按上脘、中脘、下脘、天枢、关元、气海等腧穴，点按时顺时针、逆时针各旋转揉动 10 圈。

5）右手掌着力，置于右肋下缘，向斜下推摩至左下腹归来、气冲，换另一侧，两侧交替施术，推摩 3～5 分钟，用力适中。

（3）腰部推拿。受术者取俯卧位。

1）双手手掌分别按于两侧腰眼处，一起用力上下推摩腰椎两侧 1～3 分钟，以腰有透热感为佳。

2）一手拇指指端着力，点按膈俞、肝俞、胆俞、脾俞、胃俞、三焦俞、肾俞、膀胱俞等腧穴，点按时顺时针、逆时针各旋转揉动 10 圈。

3）以双手全掌着力，置于腰骶部，用力向下按压数次，用力向左右两侧分推至臀部胞肓，施术 5 分钟。

4）一手掌根着力，用力推足太阳膀胱经，自大杼向下，推至下肢踝上部的跗阳。反复施术 20 次，左右分别施术。

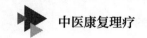

5）施术者两手全掌着力，自大椎两侧，由上而下拍叩背部、腰部、大腿和小腿部。施术 2~3 分钟。

2. 刮痧理疗

刮拭肥胖部位、脾俞至肾俞、膻中、中脘、关元、合谷、丰隆。

3. 贴敷理疗

将伤湿止痛膏、贴立瘦等贴膏剪成 0.3 厘米 ×1.5 厘米长条 2 条，粘贴于双足太冲，再将贴膏剪成长宽各 1.5 厘米的小方块粘贴于曲池、天枢、水道、带脉、足三里、丰隆、内庭、公孙，10 小时后取下。

4. 拔罐理疗

（1）留罐法

1）腹部留罐。主要在任脉、足阳明胃经、足太阴脾经腧穴处采用留罐法，如任脉的中脘、气海、关元，足阳明胃经的梁丘、天枢、水道，足太阴脾经的大横、腹结、腹哀等。

2）背部留罐。主要在背俞穴处采用留罐法，如肺俞、膈俞、脾俞、肾俞、大肠俞。

3）四肢留罐。在四肢肥胖局部采用留罐法。

（2）走罐法

1）腹部走罐。沿任脉或足阳明胃经、足太阴脾经由上向下走罐，或绕脐顺时针、逆时针缓慢旋转走罐。

2）背部走罐。主要沿督脉和两侧足太阳膀胱经上下往返走罐。

5. 艾灸理疗

（1）取穴

1）取穴方法一。施灸于上巨虚、丰隆、内庭、曲池、三阴交、阴陵泉。肠燥便秘者，加灸天枢、支沟；易饥饿者，加灸足三里（手法重泻）；自幼发胖者，加灸肾俞；产后肥胖者，加灸曲泉、石门；月经不调者，加灸地机、血海；下肢硬胀者，加灸水分。

2）取穴方法二。施灸于中脘、气海、足三里、三阴交、脾俞、丰隆。

（2）方法

1）用艾炷隔姜灸，每次取 3~5 穴，各灸 5~7 壮，每日或隔日灸 1 次，1 个月为1 个疗程，疗程之间间隔 3 天。

2）用艾条雀啄灸（或温和灸），每次取 3～5 穴，各灸 15～30 分钟，隔日灸 1 次，1 个月为 1 个疗程，疗程之间间隔 3 天。

三、注意事项

1. 积极进行饮食调摄，饮食宜清淡，忌食肥甘、醇酒、厚味，多食蔬菜、水果等富含膳食纤维、维生素的食物，适当补充蛋白质，宜低糖、低脂、低盐，养成良好的饮食习惯，忌多食、暴饮暴食，忌食零食，必要时有针对性地配合药膳疗法。

2. 适当参加体育锻炼或体力劳动，如可选择散步、快走、慢跑、骑车、爬楼、拳击等项目，也可做适当的家务劳动。运动不可太过，以防难以耐受，贵在持之以恒。

3. 须循序渐进使体重逐渐减轻，减至接近或达到正常体重。不宜骤减体重，以免损伤正气，降低体力。

中风

一、中风的基础知识

1. 定义

脑卒中在中医学中一般称中风,是因内伤积损,复因劳欲、饮食、情志或外邪等因素,导致脏腑阴阳失调,气血逆乱,上冲犯脑,脑脉痹阻或血溢脑脉之外所引起的以猝然昏仆、不省人事、半身不遂、口眼㖞斜、语言不利,或不经昏仆而仅见半身不遂、口眼㖞斜为主症的一种病症。

2. 病因病机

古人论中风,有外风和内风之争,众说纷纭,莫衷一是。其实《黄帝内经》早有明训。真中风,以外风为主,所中为轻,如面瘫一类;类中风,以内风为主,所中为重,即脑血管意外。外风多由外邪侵袭而引发。内风多因心火暴盛;或肝郁化火,肝阳上亢;或正气自虚,血液运行迟缓,瘀血阻遏经络;或肾阴亏虚,肝阳偏亢,阳动化风等所致。致因虽多,热极生风、阳动化风与虚风内动是导致风自内生而致病的主要原因。

3. 辨证

中风属于本虚标实之证,在本属肝肾阴虚,气血衰少,阴阳偏盛;在标为风火相煽，痰浊壅盛，气逆血瘀。根据病情的轻重、病位的深浅，可将中风分为中经络、中脏腑两大类。中经络者，病情较轻，病位较浅，一般无神志的改变，仅见口眼㖞斜、言语不利，或有半身不遂；中脏腑者，病情较重，病位较深，主要表现为神志不清、歪僻不遂，并且常有发病先兆及后遗症状出现。

中风须区别于厥证、痫证。中风以口眼㖞斜、半身不遂，甚则猝然昏倒、不省人事为主要表现，昏仆时间长，常有口舌㖞斜、偏瘫失语等后遗症状，多见于中年以上人群。厥证以突然昏倒、不省人事、面色苍白、四肢厥冷为特征，昏仆时间短，恢复后无后遗症状出现，可见于任何年龄段人群，但病情严重者也可能一厥不醒。痫证则以猝然昏倒、号叫、四肢抽搐、口吐白沫、目睛上视为主要表现，昏仆时间较短，不发作时如常人，无后遗症状出现，可见于任何年龄段人群。

二、理疗方法

1. 推拿理疗

推拿理疗以患侧为主，健侧为辅；以肢体关节为重点，包括上肢的小关节，辅以全身理疗。早期推拿理疗应轻柔、缓慢而有规律，后期可逐渐加大手法力量。施术顺序为从近端关节向远端关节施术。

重点推拿手阳明大肠经、足阳明胃经、足太阳膀胱经。主要取尺泽、曲池、手三里、合谷、天宗、肝俞、胆俞、膈俞、肾俞、环跳、委中、膝眼、阳陵泉、悬钟、解溪、承山等腧穴。

理疗体位有仰卧位、俯卧位、坐位等。基本手法有滚、揉、推、拿、点、按、扳、摇等。

2. 刮痧理疗

用刮法配以点揉法。先刮督脉和两侧足太阳膀胱经，然后刮肩髃、曲池、手三里、阳池、合谷，再刮环跳、阳陵泉、悬钟，最后刮髀关、伏兔、足三里，点揉解溪、太冲。用中、轻力度，施术直至皮肤灼热，出现痧痕为止，每日或隔日1次。

3. 贴敷理疗

取桃仁8枚，栀子仁8枚，人工麝香0.3克，白酒少许。前2味共研细末，加入人工麝香研匀，用白酒少许调和成软膏状，涂搽手心劳宫穴，男左女右，先用药揉擦10～15分钟，再涂药0.2～0.5厘米厚，外用胶布固定，每7天用药1次，具有活血通络、芳香通窍的功效。

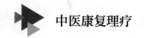

相关链接

面瘫（仅限单纯性面瘫）

【治法】疏风通络，养血和营。

【药物】蓖麻子 30 克，马钱子 5 克，朱砂 1 克。

【取穴】颊车、地仓、四白、阳白、翳风、太阳等，均取患侧，每次选 2～4 穴。

【方法】上药共捣为膏，取绿豆大小贴敷于腧穴，用胶布固定，每日 1 次，7 次为 1 个疗程。

4. 艾灸理疗

（1）取穴

1）主穴

①取百会、天窗、肩髃、曲池、足三里。

②取百会、承灵、曲鬓、悬钟、阳陵泉。

2）配穴

①软瘫。取气海、肝俞、脾俞。

②硬瘫（痉挛性瘫痪）。取中脘、巨阙、肝俞。

③口角㖞斜。取地仓、颊车。

④肢麻。取隐白、神庭。

（2）方法。采用温和灸，每穴灸 15～20 分钟，每日 1 次，15 次为 1 个疗程。两组主穴交替使用。

5. 拔罐理疗

（1）取穴。取大椎、肝俞、脾俞、肾俞、关元俞等督脉、手足三阳经腧穴。

（2）方法。沿督脉由上向下走罐 5～6 遍，以皮肤潮红为度。在背俞穴及三阳经穴处留罐 10～15 分钟，每日 1 次，10 次为 1 个疗程。如肢体出现硬瘫，肌张力高时，上肢拔伸肌部位腧穴，下肢拔屈肌部位腧穴。

三、注意事项

1. 每年至少测量血压一次，特别是 35 岁以上人群。高血压患者必须进行规范化的理疗，定期复查，避免不规则用药导致血压波动。

2. 心脏病、糖尿病、高血压患者应列为中风防治的重点干预对象。

3. 对已确诊或拟诊的短暂性脑缺血发作患者，应重点干预，定期随访理疗。

4. 应监测血脂，如果血浆胆固醇水平过高，可采取膳食调节和药物疗法。

5. 戒烟。特别是对合并其他危险因素的人群，应规劝其戒除。

6. 减少钠与脂肪的摄入。对饮食偏咸、过腻的中老年人，建议其改善饮食结构，保持饮食清淡，多食蔬菜水果。

7. 进行有规律的体育锻炼。

8. 保持良好的生活习惯，保持心情舒畅，防治便秘。

9. 认识中风症状，一旦出现疑似症状，应立即就诊。

培训任务 6

中医康复理疗方法的保健运用

常规推拿保健法

一、头面部推拿

1. 作用

头面部推拿具有缓解疲劳，调节神志，理疗或缓解头部、眼部等不适的作用。

2. 体位

受术者取仰卧位，施术者坐在受术者头前。

3. 操作步骤

开天门，揉太阳；按揉、分推前额；分抹眼周；按迎香；推擦鼻翼；按揉头面部诸穴；拍前额及面颊；施搓掌浴面法；揉耳廓、擦耳根；按五经及百会；击头部，施拉头皮法；施干洗头法；揉风池，拿颈项。

二、上肢推拿

1. 作用

上肢推拿具有缓解疲劳、缓解上肢不适症状、改善运动功能和改善末梢血液循环等作用。

2. 体位

受术者取仰卧位,施术者站其一侧。

3. 操作步骤

按揉肩及上肢;拿揉肩及上肢;按压极泉;摇关节,抖上肢;推按手掌,捻、拔指关节;拍打舒搓上肢。

三、胸腹部推拿

1. 作用

胸腹部推拿具有宽胸理气、调理脾胃、疏肝理气、温暖下元等作用。

2. 体位

受术者取仰卧位,施术者站其一侧。

3. 操作步骤

按膻中,分推胸廓;按压双肩及缺盆;按揉胸胁;分推、揉腹;按揉腹部诸穴;摩腹;提拿腹直肌;振腹。

四、下肢前、内、外侧推拿

1. 作用

下肢前、内、外侧推拿具有缓解疲劳、加快静脉血液回流速度、改善远端血液循环和缓解下肢不适症状等作用。

2. 体位

受术者取仰卧位,施术者站其一侧。

3. 操作步骤

推下肢前、内、外侧;点按、揉下肢前、内、外侧;拿揉下肢前、内、外侧;按压腹股沟;搓下肢前、内、外侧,摇髋;拔伸下肢,摇踝;揉捏、牵伸足趾;叩击下

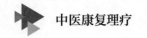

肢前、内、外侧。

五、腰背部推拿

1. 作用

腰背部推拿具有解除疲劳、缓解与预防腰背肌劳损、强腰壮肾、调节脏腑功能、缓解妇科病症状等作用。

2. 体位

受术者取俯卧位，施术者站其一侧。

3. 操作步骤

推背部，揉腰背，按揉背部诸穴，滚背部，弹拨背部足太阳膀胱经，施捏脊法，擦腰背，拍打腰背。

六、臀部及下肢后侧推拿

1. 作用

臀部及下肢后侧推拿具有缓解疲劳、加快静脉血液回流速度、改善远端血液循环、缓解臀部及下肢不适症状等作用。

2. 体位

受术者取俯卧位，施术者站其一侧。

3. 操作步骤

推下肢后侧，拿揉臀部及下肢后侧，按揉臀部及下肢后侧诸穴，滚臀部及下肢后侧，击打臀部及下肢后侧。

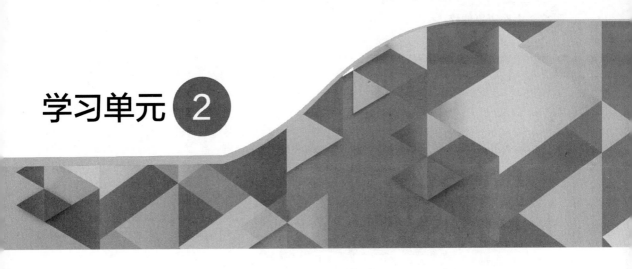

学习单元 ②

足部推拿保健法

一、足部反射区

足部外侧反射区如图 6-1 所示，足部内侧反射区如图 6-2 所示，右足底反射区如图 6-3 所示，左足底反射区如图 6-4 所示。

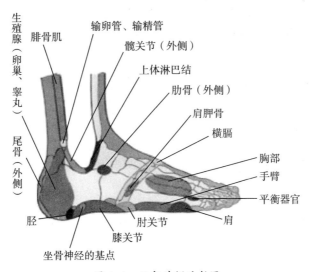

图 6-1　足部外侧反射区

145

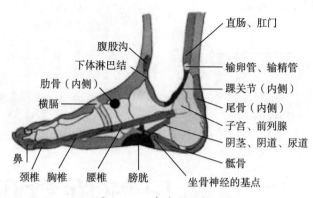

图 6-2　足部内侧反射区

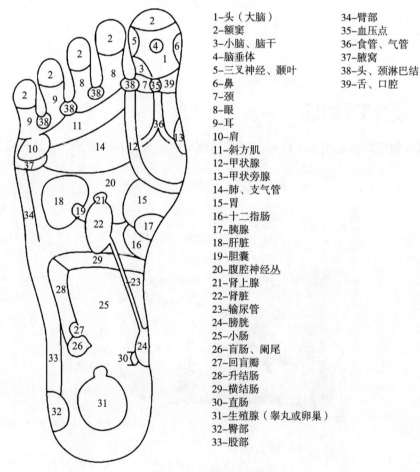

1-头（大脑）
2-额窦
3-小脑、脑干
4-脑垂体
5-三叉神经、颞叶
6-鼻
7-颈
8-眼
9-耳
10-肩
11-斜方肌
12-甲状腺
13-甲状旁腺
14-肺、支气管
15-胃
16-十二指肠
17-胰腺
18-肝脏
19-胆囊
20-腹腔神经丛
21-肾上腺
22-肾脏
23-输尿管
24-膀胱
25-小肠
26-盲肠、阑尾
27-回盲瓣
28-升结肠
29-横结肠
30-直肠
31-生殖腺（睾丸或卵巢）
32-臀部
33-股部

34-臀部
35-血压点
36-食管、气管
37-腋窝
38-头、颈淋巴结
39-舌、口腔

图 6-3　右足底反射区

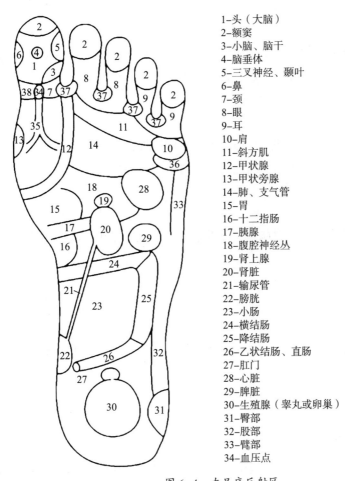

1-头（大脑）
2-额窦
3-小脑、脑干
4-脑垂体
5-三叉神经、颞叶
6-鼻
7-颈
8-眼
9-耳
10-肩
11-斜方肌
12-甲状腺
13-甲状旁腺
14-肺、支气管
15-胃
16-十二指肠
17-胰腺
18-腹腔神经丛
19-肾上腺
20-肾脏
21-输尿管
22-膀胱
23-小肠
24-横结肠
25-降结肠
26-乙状结肠、直肠
27-肛门
28-心脏
29-脾脏
30-生殖腺（睾丸或卵巢）
31-臀部
32-股部
33-臂部
34-血压点

35-食管、气管
36-腋窝
37-头、颈淋巴结
38-舌、口腔

图 6-4 左足底反射区

二、推拿手法

1. 单食指扣拳法

食指、拇指张开，其余三指呈拳状，拇指固定，用食指内侧指力，定点按压或推按。

该手法适用于头、额窦、脑垂体、眼、耳、斜方肌、肺、胃、十二指肠、胰腺、肝脏、胆囊、腹腔神经丛、输尿管、膀胱、大肠、心脏、脾脏、生殖腺等反射区。

2. 拇指推掌法

拇指与四指分开约 60°，用拇指指腹处着力，定点按压或推按。

该手法适用于横膈、肩胛骨、内外侧肋骨等反射区。

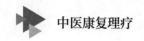

3. 扣指法

拇指与四指分开成圆弧状，四指为固定点，用拇指指尖着力，定点按压或推按。

该手法适用于小脑、三叉神经、鼻、颈等反射区。

4. 捏指法

以拇指指腹为着力点，四指伸直与拇指配合，同时捏持足部。

该手法适用于髋关节、腹股沟、内侧肋骨、脊椎等反射区。

5. 双指钳法

食指、中指弯曲呈钳状，用食指第一节指骨内侧着力，拇指指腹辅助加压，定点按压。

该手法适用于甲状旁腺、颈椎等反射区。

6. 握足扣指法

食指第一、第二节弯曲扣紧，其余四指握拳，另一手拇指为辅助，垫于食指第一指关节后，定点按压或推按。

该手法适用于肾上腺、肾脏等反射区。

7. 单食指钩掌法

食指、拇指张开呈钳状，其余三指半握拳，以食指桡侧着力，定点按压或推按。

该手法适用于甲状腺、上体淋巴结、气管、内尾骨、外尾骨、生殖腺等反射区。

8. 拇食指扣拳法

双手拇、食指张开，食指第一、第二节弯曲，另三指握拳，用食指第一指关节处着力，定点按压或揉点。

该手法适用于上体淋巴结、下体淋巴结、横膈等反射区。

9. 双掌握推法

主手（施力手）四指与拇指张开，以拇指指腹为着力点，四指扣紧，辅助手紧握足掌，主手顺施力方向定点按压或推按。

该手法适用于生殖腺、子宫、尿道、直肠等反射区。

10. 双指拳法

手握拳，中指、食指弯曲，均以第一指关节突出处为着力点，拇指与其余二指握拳固定推按。

该手法适用于小肠、胸部、脑、结肠、直肠等反射区。

11. 双拇指扣掌法

拇指重叠，以指腹处为着力点，其余四指合握足对侧。

该手法适用于肩、肘、子宫、前列腺等反射区。

12. 推掌加压法

以拇指指腹为着力点，其余四指为支点，另一手掌施加压力，以辅助拇指。

该手法适用于胸椎、腰椎、骶骨、尾骨、尿道等反射区。

三、操作步骤

1. 整体程序

足部推拿保健的整体程序如下：受术者取坐位或半仰卧位，用药水或热水泡脚 10~15 分钟，擦抹按摩膏，活动足部，检查心脏，推拿各反射区，放松疏理足部。

2. 足部推拿程序

足部推拿的程序如下：心脏反射区，排泄系统反射区（肾脏、输尿管、膀胱反射区），足底（从足趾到足跟），足内侧，足外侧，足背。推拿时先左足后右足。

艾灸保健法

一、灸养生穴

1. 灸三里

足三里是足阳明胃经的合穴，为五输穴之一，是全身最重要的强壮穴，素为历代医家所重视，故有长寿穴之称。

2. 灸阳陵泉

阳陵泉为足少阳胆经的合穴，又为八会穴之一，亦属五输穴之一。

3. 灸三阴交

三阴交属足太阴脾经穴，为足三阴经之交会穴，有主治肝、脾、肾三脏疾病的作用，是灸疗保健养生的常用穴之一。

4. 灸涌泉

涌泉属足少阴肾经穴，为老年保健要穴，有强壮保健益寿之功，是灸疗保健养生的常用穴之一。

5. 灸曲池

曲池为手阳明大肠经合穴，为五输穴之一，有调节全身的功能，是整体疗法中不可缺的腧穴，为上肢主要腧穴之一，也是灸疗保健养生的常用腧穴，应当加以重视。

6. 灸郄门

郄门为手厥阴心包经的郄穴。郄穴为特要穴之一。

7. 灸太冲

太冲属足厥阴肝经穴，亦是原穴，为五输穴之一。

8. 灸劳宫

劳宫属手厥阴心包经的荥穴，为五输穴之一。

9. 灸大椎

大椎属督脉经穴，又名百劳，为手足三阳经、督脉之会，又称阳脉之海，有总督诸阳之作用，能主宰全身，故为保健要穴。

10. 灸身柱

身柱属督脉经穴，居第 3 胸椎下接近肺脏，属督脉，通于脑髓，有全身之柱之意。

11. 灸风门

风门属足太阳膀胱经与督脉交会穴，为保健要穴。

12. 灸膏肓

膏肓属足太阳膀胱经，为保健要穴。

13. 灸脾俞

脾俞属足太阳膀胱经的背俞穴之一，内应于脾。

14. 灸肾俞

肾俞属足太阳膀胱经的背俞穴之一，内应于肾。

15. 灸中脘

中脘属任脉经穴，又名大仓，为胃经之募穴，六腑之会，与小肠、三焦、胃、肺、

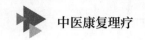

肝、任脉六经皆有关系，故有中脘为上纪之说。

16. 灸神阙

神阙属任脉经穴，为灸疗保健养生要穴。

17. 灸气海

气海属任脉经穴，又名下肓、丹田，是古今养生保健强壮要穴。

二、应用举例

1. 预防感冒

预防感冒可取大椎、足三里，预防流行性感冒加风门；或取大椎、风池、合谷，各以艾炷灸 3～5 壮，或用艾条温和灸 20 分钟，每日灸 1 次，连灸 3～5 日。

在感冒流行季节，每日施灸 1 次，可连灸 7～10 次，效佳。

2. 预防心律失常

经常艾灸少海、手三里，可预防心悸；艾灸心俞、通里可预防心律失常；艾灸郄门、内关可预防心动过速或过缓。

3. 预防高血压

预防高血压可用艾条温和灸或用温灸器灸风门，每次灸 10～30 分钟，每日灸 1 次，每月灸 10 次。可配合灸曲池、太冲，效佳。

4. 预防低血压

预防低血压可经常在内关、素髎施灸。

5. 预防失眠

预防失眠可经常在神门、三阴交、申脉、太溪施艾炷隔姜灸，或艾条温和灸。

6. 预防中风

预防中风可用艾条温和灸足三里，每日或隔日灸 1 次，每次灸 10～20 分钟，7 日为 1 个疗程。疗程间休息 3 天。连用 3～5 个疗程。有中风先兆者，加灸涌泉、悬钟。

7. 预防面瘫

预防面瘫可经常在颧髎、地仓、下关、颊车、翳风处用艾条温和灸。

8. 预防慢性肠炎

预防慢性肠炎可经常在大肠俞、神阙、阴陵泉用艾炷或艾条温和灸。

9. 预防便秘

预防便秘可经常在天枢、气海、上巨虚采用艾炷或艾条温和灸；防治老年便秘可经常在气海、支沟、上巨虚采用艾炷或艾条温和灸。

10. 预防阳痿

预防阳痿可经常在肾俞、命门、志室、腰阳关、归来、中极、然谷施艾炷灸或艾条温和灸。

11. 预防遗精

预防遗精可经常在关元、足三里、三阴交施艾炷灸或艾条温和灸。

12. 预防脱肛

预防脱肛可经常在百会、长强施艾炷灸或艾条熏灸。

13. 预防月经不调

预防月经不调可经常在肾俞、中极、合谷、三阴交施艾炷灸或艾条温和灸，或再加血海。

14. 预防功能失调性子宫出血（崩漏）

预防功能失调性子宫出血可经常在血海、三阴交、隐白施艾炷灸或艾条温和灸。艾灸隐白，有灸到血止之功。

15. 预防白带过多

预防白带过多可经常艾灸带脉、次髎，或加脾俞。

16. 预防儿童发育迟缓

预防儿童发育迟缓可取身柱或加关元、足三里，用艾炷直接灸。经常灸能改善儿童体质，促进发育。

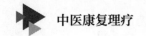

17. 预防痔疮

预防痔疮可经常在长强、承山施以艾炷灸或艾条温和灸。

18. 增强体质

增强体质可在大椎、中脘、关元、足三里施艾炷灸或艾条温和灸。

19. 脾胃虚弱保健

脾胃虚弱者可在关元、气海、梁门、中脘、足三里、脾俞施艾炷灸或艾条温和灸。

20. 预防、缓解腰酸背痛

预防或缓解腰酸背痛可常灸风门。

21. 预防小腹发凉

预防小腹发凉可常灸关元，同时还可防治遗尿和夜尿频。每日或隔日灸 10 分钟。

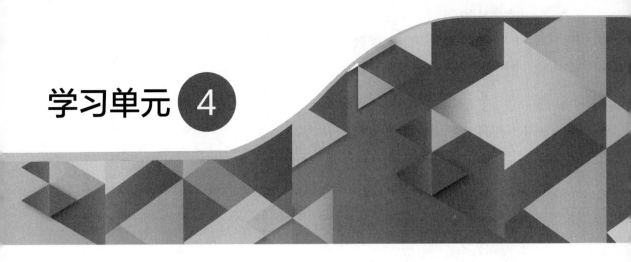

学习单元 4

拔罐保健法

一、祛斑增白

1. 操作 1

（1）取穴。取夹脊、督脉大椎至命门共 11 穴、膈俞、肺俞。

（2）施术。采用刺络拔罐法。用梅花针叩刺至皮肤潮红，在夹脊和大椎至命门处走罐 1~2 次，在膈俞、肺俞留罐 15 分钟左右。每日或隔日 1 次，10 次为 1 个疗程，疗程之间间隔 5~7 天。

2. 操作 2

（1）取穴。取太阳、颧髎、合谷、足三里、阳陵泉。肝郁气滞加太冲、肝俞，肝肾阴虚加三阴交、肾俞。

（2）施术。采用单罐，可指压腧穴后拔罐。留罐 10~20 分钟。隔日 1 次，10 次为 1 个疗程，疗程之间间隔 3~5 天。

3. 操作 3

（1）取穴。取大椎和肺俞之间区域。

（2）施术。采用刺络拔罐法。用梅花针叩刺至出血，然后拔罐。隔日 1 次，10 次为 1 个疗程，疗程之间间隔 3~5 天。

二、生发乌发

1. 操作 1

（1）取穴。取风池、三阴交、肝俞、膈俞、肾俞、足三里。

（2）施术。取口径为 1.5 厘米的玻璃罐，用闪火法拔罐 20 分钟，隔日 1 次，30 天为 1 个疗程，休息 1 周后，可进行第 2 个疗程。

2. 操作 2

（1）取穴。取膈俞、肝俞、脾俞。血虚风燥加风门、心俞、足三里，气滞血瘀加委中、血海、地机，肝肾不足加肾俞、三阴交、关元。

（2）施术。可用针罐法或刺络拔罐法。委中可放血，留罐 10～20 分钟，可配合梅花针局部叩刺。每日或隔日 1 次，10 次为 1 个疗程，疗程之间间隔 3～5 天。

3. 操作 3

（1）取穴。取斑秃区局部。

（2）施术。采用单罐。将面粉调水，揉和，做成饺子皮状，贴于斑秃区，将火罐拔于面皮上，以皮肤微微发紫为度。每日或隔日 1 次，10 次为 1 个疗程，疗程之间间隔 7 天。

三、祛病强身

1. 操作 1

（1）取穴。取内关、心俞、膻中。

（2）施术。常法拔罐，留罐 10～15 分钟，以皮肤出现红色罐斑为度，每周 1 次，4～8 次为 1 个疗程。可预防心血管系统疾病。

2. 操作 2

（1）取穴。取天突、肺俞、风门。

（2）施术。天突处皮肤不平，应选用口径较小的罐；肺俞和风门距离较近，可选用口径较大的罐将两穴同时拔于 1 个罐内。每周 1 次，4～8 次为 1 个疗程，一般在感冒流行季节或寒冷季节拔罐。可预防呼吸系统疾病。

3. 操作 3

（1）取穴。取夹脊、肩井、天宗、秉风、肩外俞、阿是穴。

（2）施术。常法拔罐。可预防颈椎病。

4. 操作 4

（1）取穴。取夹脊、背俞、命门、委中、腰俞、腰眼、阿是穴。

（2）施术。常法拔罐。可预防腰背部疼痛。

5. 操作 5

（1）取穴。取太阳、肩井、大椎、中脘、梁门、三阴交、关元、气海、肺俞、风门、脾俞、胃俞、腰阳关、命门、腰背部督脉和足太阳膀胱经腧穴等。

（2）施术

1）留罐。受术者先取仰卧位，选择大小适中的火罐或真空罐吸拔于太阳、中脘、梁门、三阴交、关元、气海；再取俯卧位，吸拔于肩井、大椎、肺俞、风门、脾俞、胃俞，留罐 10 ~ 15 分钟。每日 1 次，10 次为 1 个疗程。

2）走罐。受术者取俯卧位，在腰背部涂上适量的按摩乳或油膏，选择大小适宜的玻璃罐或竹罐，用闪火法将罐吸拔于背部，然后沿腰背部脊柱正中及两侧经穴循行，上下来回走罐数次，直至局部皮肤潮红。再用闪火法将罐吸拔于腰阳关、命门，留罐 10 分钟。可预防空调综合征。

四、消除疲劳

1. 操作 1

（1）取穴。前额、颞侧痛者，取额中、太阳；头顶部、枕部痛者，取颈项中上段两侧阿是穴、大椎、百会；常规配穴取合谷、外关、曲池、阳陵泉、天宗等，每次取 1 ~ 2 个腧穴即可。

（2）施术。采用留罐法，留罐 10 ~ 15 分钟，每 1 ~ 2 日施术 1 次。适用于因疲劳而头痛时。

2. 操作 2

（1）取穴。取神门、合谷、足三里、三阴交、心俞等。

（2）施术。用闪火法拔罐，选其中 2 ~ 3 个腧穴留罐 10 ~ 15 分钟。每日施术 1 次，睡前 1 小时施术效果更佳。适用于因疲劳而失眠时。

3. 操作 3

（1）取穴。取脊背两侧腧穴和疼痛的关节局部。

（2）施术。用闪火法拔罐，脊背两侧可使用走罐法，局部留罐 10 分钟。适用于因疲劳而出现关节及肌肉疼痛时。

4. 操作 4

（1）取穴。肩部疼痛多取肩髎、肩髃，肘臂疼痛多取曲池、合谷，腕部疼痛多取外关，髀部疼痛多取环跳，脊背疼痛多取水沟、身柱、腰阳关，筋部疼痛多取秩边，膝部疼痛多取犊鼻，踝部疼痛多取申脉、照海。

（2）施术。常法拔罐。每日 1 次，10 次为 1 个疗程。适用于因疲劳而关节疼痛时。

5. 操作 5

（1）取穴

1）取大椎、曲池、委中、身柱、太阳。

2）取合谷、头维、内关、肺俞。

（2）施术。第一组腧穴采用走罐法或刺络拔罐法拔罐。第二组腧穴可交替选用两穴，采用闪罐法拔罐。每日 1~2 次。适用于因疲劳而出现低热时。

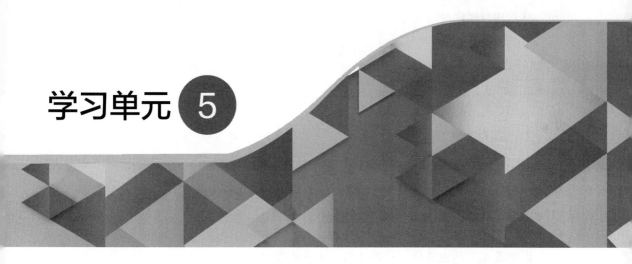

学习单元 ⑤

贴敷保健法

一、冬病夏治——三伏贴

三伏贴源自清代张璐《张氏医通》中治疗冷哮的方法："冷哮……夏月三伏中，用白芥子涂法，往往获效。方用白芥子净末一两，延胡索一两，甘遂、细辛各半两，共为细末，入麝香半钱，杵匀，姜汁调涂肺俞、膏肓、百劳等穴。"

三伏贴是在三伏天，将中药贴敷于腧穴（所谓"天灸"）的一种内病外治、冬病夏治的方法。三伏天是一年中阳气最旺盛的时节，根据中医"天人相应"的理论，人体的阳气在三伏天也达到最高峰，此时人体阳气最旺，气血充盈，气机条达，经络通畅，腧穴最为敏感，是恢复人体阳气最佳时机，此时若以阳克寒，驱散受术者体内的阴寒之气，将冬病之邪消灭在蛰伏状态，对防治疾病能起到事半功倍的作用。

二、施术方式

每次每个腧穴贴敷时间一般为 1~2 小时，不超过 4 小时。

每年在初伏、中伏、末伏第一天的上午 11 时以前（此时阳气生发，施术为佳）各贴药 1 次，连贴 3 年。

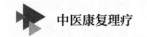

三、贴敷一号方

1. 组方

附子 15 克、麻黄 10 克、肉桂 10 克、细辛 5 克、白芥子 10 克、延胡索 10 克、乳香 10 克、没药 10 克、血竭 10 克、白芷 15 克、冰片 5 克等研粉。

2. 功能

散寒除湿、活血通络、扶正祛邪、增强免疫力。

3. 取穴

（1）颈椎间盘突出。取肩中俞、大杼、大椎、身柱、天柱、阿是穴。

（2）风湿性关节炎。取曲池、足三里、外关、阳陵泉、悬钟。

四、贴敷二号方

1. 组方

白芥子、延胡索各 30 克，甘遂、细辛各 15 克，麝香 1.5 克（白芷 15 克代），川贝 15 克、麻黄 10 克、冰片 10 克、生姜汁适量。

2. 功能

止咳祛痰、解痉平喘、扶正祛邪、增强免疫力。

3. 取穴

（1）慢性支气管炎、肺气肿、咽炎、鼻炎

1）主要腧穴。取天突、肺俞、大杼、列缺、大椎、厥阴俞、风门、大椎、膏肓、中府、肾俞、脾俞。

2）备用腧穴。取定喘、心俞。

（2）哮喘。取肺俞、百劳、膏肓、肾俞、列缺、定喘、天突等。

（3）胃病、腹泻。取脾俞、足三里、中脘、天枢、肾俞、胃俞、内关、公孙等。

五、贴敷三号方

1. 组方

巴豆 2 克、吴茱萸 6 克、肉桂 3 克、生姜汁少许。

2. 适应证

虚寒性便秘。

3. 取穴

取神阙、足三里、气海。

六、贴敷四号方

1. 组方

麻黄 5 克、白芥子 5 克、细辛 2.5 克、甘遂 2.5 克、白芷 5 克、制川乌 5 克等碾粉，以姜汁调之。

2. 适应证

变应性鼻炎。

3. 取穴

取大椎、肺俞、肾俞、天突、内关等。

七、贴敷五号方

1. 组方

吴茱萸 60 克、槐花 30 克、珍珠母 30 克、米醋适量。

2. 适应证

高血压。

3. 取穴

取神阙、涌泉。

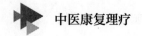

八、贴敷六号方

1. 组方

白芥子 5 克，细辛、甘遂、玄胡各 2 克，麝香 1.5 克，姜汁适量。

2. 适应证

过敏性鼻炎。

3. 取穴

取肺俞、百劳、膏肓。

九、注意事项

贴药后如皮肤出现水疱，应注意保护好创面，避免抓破引起感染。敷药的当天以及次日不能吃生冷、辛辣食物，海鲜等发物，以及肥甘厚腻、生痰助湿的食物，不洗冷水澡。贴敷虽然有较好的效果，但所用中药有些有毒性，有些对皮肤有强烈的刺激作用，故孕妇、年老体弱、皮肤过敏者应慎用或禁用。

学习单元 ⑥

刮痧保健法

一、人体分部刮痧保健法

1. 头面部刮痧保健法

（1）取穴。取头维至风池、百会、神聪、太阳、承泣、攒竹至瞳子髎弧形线、巨髎、印堂、阳白。

（2）刮法。先点按太阳，然后刮头维至风池，重刮头维、风池，再刮百会及神聪，最后刮面部阳白、印堂、攒竹至瞳子髎弧形线、巨髎、承泣。用平补平泻法。

2. 颈肩腰背部刮痧保健法

（1）取穴。取风池至肩井、大椎至长强、脊柱两侧足太阳膀胱经。小儿主取夹脊和足太阳膀胱经。

（2）刮法。从上至下依次刮拭，用补泻兼施法。小儿手法宜轻。

3. 胸腹部刮痧保健法

（1）取穴。取膻中、乳根、乳房周围腧穴（女）、中脘、天枢、脐周和小腹腧穴（重点是关元、气海）。

（2）刮法。从胸到腹刮拭，小腹全面刮拭。用补泻兼施法。

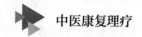

4. 四肢刮痧保健法

（1）取穴。

1）上肢外侧。取手阳明大肠经曲池至商阳，手少阳三焦经天井至关冲，手太阳小肠经小海至少泽。

2）上肢内侧。取手太阴肺经尺泽至少商，手厥阴心包经曲泽至中冲，手少阴心经少海至少冲。

3）下肢外后侧。取足阳明胃经犊鼻至厉兑，足少阳胆经阳陵泉至足窍阴，足太阳膀胱经委中至至阴。

4）下肢内侧。取足太阴脾经阴陵泉至隐白，足厥阴肝经膝关至大敦，足少阴肾经阴谷至涌泉。

（2）刮法。依经脉循行方向刮拭。用平补平泻法。

5. 睡前足底刮痧保健法

（1）取穴。足底，重点取大脑、小脑、颈、生殖腺、肾上腺、脾脏、胃、心脏、膀胱等反射区。

（2）刮法。从重点区开始刮至全足。用平补平泻法。

二、全身刮痧保健法

1. 取穴

取背部腧穴（督脉大椎至长强、夹脊、足太阳膀胱经腧穴），胸腹正中线腧穴（天突至会阴）及腹部两侧腧穴、百会、神聪、足三里、涌泉。

2. 刮法

先刮拭百会、神聪 30 次，然后刮拭背部腧穴各 20~30 次，再刮拭胸腹部腧穴各 30 次，最后刮拭足三里、涌泉各 30~50 次，用平补平泻法。每 7 日 1 或 2 次。

附件1 中医康复理疗专项职业能力考核规范

一、定义

中医康复理疗是指运用中医康复理疗知识，进行推拿、刮痧、艾灸、贴敷及拔罐的能力。

二、适用对象

运用或准备运用本项能力求职、就业的人员。

三、能力标准与鉴定内容

能力名称：中医康复理疗		职业领域：保健按摩师	
工作任务	操作规范	相关知识	考核比重
（一）操作准备	1. 能规范着装 2. 能与客户进行沟通、交流	1. 中医保健的职业认知 2. 中医保健基础知识	10%
（二）艾灸	1. 能准备艾灸相关物品 2. 能根据情况选择体位、部位和艾灸方式 3. 能进行不同灸法操作演示	1. 艾灸保健范围的相关知识 2. 艾灸操作相关注意事项	15%
（三）拔罐	1. 能准备拔罐相关物品 2. 能根据情况选择体位、部位和拔罐方式 3. 能进行不同拔罐法操作演示	1. 拔罐保健范围的相关知识 2. 拔罐操作相关注意事项	20%
（四）贴敷	1. 能准备贴敷相关物品 2. 能根据情况选择体位、部位和贴敷方式 3. 能进行不同贴敷法操作演示	1. 贴敷保健范围的相关知识 2. 贴敷操作相关注意事项	10%
（五）刮痧	1. 能准备刮痧相关物品 2. 能根据情况选择体位、部位和刮痧方式 3. 能进行不同刮痧法操作演示	1. 刮痧保健范围的相关知识 2. 刮痧操作相关注意事项	15%

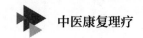

续表

工作任务	操作规范	相关知识	考核比重
（六）推拿	1. 能准备推拿相关物品 2. 能根据情况选择体位、部位和推拿方式 3. 能进行不同推拿法操作演示	1. 推拿保健范围的相关知识 2. 推拿操作相关注意事项	30%

四、鉴定要求

（一）申报条件

达到法定劳动年龄，具有相应技能的劳动者均可申报。

（二）考评员构成

考评员应具备一定的中医康复理疗专业知识及实际操作经验，每个考评组中不少于 3 名考评员。

（三）鉴定方式与鉴定时间

技能操作考核采取现场实际操作方式，考核成绩实行百分制，成绩达 60 分为合格。技能操作考核时间不少于 60 min。

（四）鉴定场地与设备要求

鉴定场地应为水、电、窗帘、空调等设施齐全，照明设备完备，符合公共卫生要求的标准教室，面积不小于 60 m^2。

应配备满足技能鉴定需要的火罐、艾条、打火机、床、座椅、模型、润滑介质、毛毯、取暖设备、消毒液、毛巾、纸巾等。

附件2 中医康复理疗专项职业能力培训课程规范

培训任务	学习单元	培训重点和难点	参考学时
（一）岗位认知与职业道德规范	—	重点：从业人员礼仪规范 难点：从业人员职业道德规范	2
（二）中医基础与诊断	1. 中医基础	重点：中医康复理疗的特点、中医基础理论 难点：病因	5
	2. 中医诊断	重点：中医诊断的基本概念 难点：中医诊断的基本原理	5
（三）经络与腧穴	1. 腧穴定位法	重点：体表解剖标志定位法 难点："骨度"折量定位法、"指寸"定位法	2
	2. 常用经穴	重点：常用经穴名称 难点：常用经穴的定位和功能	28
（四）中医康复理疗专项技能	1. 推拿	重点：推拿手法 难点：推拿注意事项及禁忌证	10
	2. 拔罐	重点：拔罐疗法 难点：拔罐注意事项	4
	3. 艾灸	重点：艾灸的分类与操作 难点：艾灸注意事项及禁忌证	2
	4. 贴敷	重点：贴敷操作 难点：贴敷后的异常情况及处理措施	2
	5. 刮痧	重点：刮痧手法 难点：刮痧技术要领	2
（五）常见病的中医康复理疗	1. 颈椎病	重点：颈椎病的理疗方法 难点：颈椎病的辩证	4
	2. 肩周炎	重点：肩周炎的理疗方法 难点：肩周炎的辩证	4
	3. 腰椎间盘突出症	重点：腰椎间盘突出症的理疗方法 难点：腰椎间盘突出症的辩证	4
	4. 急性腰扭伤	重点：急性腰扭伤的理疗方法 难点：急性腰扭伤的辩证	4

续表

培训任务	学习单元	培训重点和难点	参考学时
（五）常见病的中医康复理疗	5. 退行性膝关节炎	重点：退行性膝关节炎的理疗方法 难点：退行性膝关节炎的辩证	2
	6. 踝关节扭伤	重点：踝关节扭伤的理疗方法 难点：踝关节扭伤的辩证	2
	7. 头痛	重点：头痛的理疗方法 难点：头痛的辩证	2
	8. 痛经	重点：痛经的理疗方法 难点：痛经的辩证	2
	9. 胃脘痛	重点：胃脘痛的理疗方法 难点：胃脘痛的辩证	2
	10. 感冒	重点：感冒的理疗方法 难点：感冒的辩证	2
	11. 失眠	重点：失眠的理疗方法 难点：失眠的辩证	2
	12. 肥胖症	重点：肥胖症的理疗方法 难点：肥胖症的辩证	2
	13. 中风	重点：中风的理疗方法 难点：中风的辩证	2
（六）中医康复理疗方法的保健运用	1. 常规推拿保健法	重点：各部位推拿的作用、体位 难点：各部位推拿的操作步骤	8
	2. 足部推拿保健法	重点：足部推拿手法 难点：足部反射区	6
	3. 艾灸保健法	重点：主要养生穴 难点：艾灸保健应用	2
	4. 拔罐保健法	重点：拔罐保健的取穴 难点：拔罐保健的施术方法	2
	5. 贴敷保健法	重点：贴敷的组方 难点：贴敷保健的取穴	2
	6. 刮痧保健法	重点：刮痧保健的取穴 难点：刮痧保健的施术方法	2
总学时			118

注：参考学时是培训机构开展的理论教学及实操教学的建议学时数，包括岗位实习、现场观摩、自学自练等环节的学时数。